Dietrich Grönemeyer
Mensch bleiben

Dietrich Grönemeyer

Mensch bleiben

High-Tech und Herz – eine liebevolle Medizin
ist keine Utopie

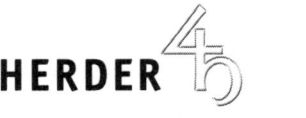

FREIBURG · BASEL · WIEN

Gedruckt auf umweltfreundlichem,
chlorfrei gebleichtem Papier

6. Auflage

Alle Rechte vorbehalten – Printed in Germany
© Verlag Herder Freiburg im Breisgau 2003
www.herder.de
Satz: Rudolf Kempf, Emmendingen
Herstellung: fgb · freiburger graphische betriebe 2004
www.fgb.de
ISBN 3-451-28250-X

„Der Patient ist selbst der wahre Arzt – wir Ärzte sind nur
seine Gehilfen."

(Nach Paracelsus)

„Erst wenn der letzte Baum gefallen ist ...,
werden wir merken, dass wir Geld nicht essen können!"

(Ein Indianerhäuptling)

„Der Mensch ist Teil eines Gesamtkunstwerks.
Gefordert ist die tiefe Achtung vor diesem Kunstwerk:
Leben!"

(Dietrich Grönemeyer, in: Med. in Deutschland,
Standort mit Zukunft, 2000)

Inhalt

Vorwort

Wir müssen wieder dazu kommen, Dinge zusammen zu sehen, die man nicht auseinanderreißen darf: Mensch – Mitmensch – Gesundheit – Medizin – Kultur und globale Welt. Ich habe für dieses Buch daher bewusst einen ungewöhnlichen Stil gewählt, der dem Rechnung trägt: Es ist eine Mischung aus persönlichem Erleben, Familiengeschichte, Patientenberichten und faktischen Elementen zu Medizin, Wissenschaft und Technik, Philosophie und Ethik, es hat aber auch ganz konkrete Ratgeberanteile.

Meine Sorge um die Zukunft des Menschen sowie um die Medizin der Zukunft hat mich dazu bewogen, diese Form für ein Thema zu wählen, in dem es darum geht, die verschiedenen Perspektiven wieder zusammenzubringen: persönliche Erfahrung und innere Motivation, aber auch gesellschaftliche, politische und wirtschaftliche Entwicklungen sowie neue wissenschaftliche Möglichkeiten.

Kranksein, Gesundheit und Heilen als menschliche Grunderfahrungen sind von diesen Wirklichkeiten und Entwicklungen immer auch stark betroffen, in Zeiten großer Veränderungen ganz besonders.

Dieses Buch ist entstanden aus der Überzeugung heraus, dieses gemeinsame Menschsein in der allgemeinen Debatte über die Entwicklung des Gesundheitswesens als grundlegenden Wert nicht aus dem Blick zu verlieren. Und es ist geschrieben aus meinem konkret erlebtem Alltag als Arzt, Wissenschaftler und Unternehmer. Es entwickelt letztlich die Vision einer umfassenden Gesundheitswirtschaft, in der eine hochwertige und liebevolle medizinische Versorgung kein Widerspruch zu Wirtschaftskraft, Arbeitsplätzen und Gewinnen ist.

Medizin und Gesundheitswirtschaft gelten als spröde und schwierige Materie. Ich hoffe, dass es mir durch diesen individuellen Stil gelingt, Leserinnen und Leser dazu zu motivieren, sich mit diesem Thema zu beschäftigen, das uns alle ganz existenziell angeht.

Die Privatsphäre meiner Patienten zu sichern, ist mir – wie allen Ärzten – höchstes Anliegen und ethische Verpflichtung. Deshalb finden sich in diesem Buch kaum Namensnennungen. Dort, wo Namen im Kontext von Krankheitsgeschichten genannt werden, sind sie frei erfunden. Etwaige Namensgleichheiten oder -ähnlichkeiten sind rein zufällig und nicht beabsichtigt.

Entscheidend für das Konzept dieses Buches ist die Einsicht: Der Mensch ist Teil der Welt und der Umwelt. Er ist Mitwelt. Die Ökologiebewegung der letzten Jahrzehnte hat die Erhaltung des Ökosystems Erde zum Programm gemacht. Inzwischen sind Fortschritte im Bewusstsein der Menschen und in der realen Praxis zu sehen. Doch auch der Mensch selbst ist ein Ökosystem, mit seinem Körper, seiner Seele und seinem Geist. Er ist gleichsam ein Mikrokosmos im Makrokosmos. Jeder Eingriff, jede Veränderung auch im Ökosystem Mensch hat Auswirkungen. So geht es nun auch in der Medizin darum, möglichst sanfte und schonende Verfahren zur Behandlung und Heilung zu finden.

Mensch bleiben will und kann keinen Entwurf für ein neues Gesundheitssystem liefern. Dieses Buch ist vielmehr meine Sicht zu den Themen Vorsorge, Heilen, medizinische Versorgung sowie Gesundheitswirtschaft. Was ich im Folgenden beschreibe, handelt von eigenen Erfahrungen und persönlichen Schwerpunkten im Blick auf eine zukünftige Medizin zwischen High-Tech und Naturheilkunde. Es kann dabei weder darum gehen, in aller Vollständigkeit die Medizin abzubilden oder zu diskutieren noch die sich ständig ändernden politischen Positionen zu referieren. Mein Hauptanliegen ist ein anderes: die enormen Potenziale der Medizin und Gesundheitswirtschaft wahrzunehmen und eine Aufbruchstimmung zu initiieren.

Ich setze mich für die medizinischen Inhalte ein. Aber genauso engagiere ich mich auch für die Belange der Patienten. Denn darum geht es vor allem: Mensch zu bleiben in einer Zeit, in der das Individuum und menschliche Beziehungen durch den Sog politischer und wirtschaftlicher Verhältnisse weltweit an Bedeutung verlieren, in der die Gesundheitspolitik ohne die betroffenen Patienten stattfindet und gentechnische Manipulationen und die Allmachtsphantasien Einzelner ungeahnte Folgen für die Menschheit bereithalten.

Mensch sein und Mensch bleiben, das ist die Herausforderung!

Heilen statt Kranksparen

Vor einiger Zeit bin ich auf einen Text gestoßen, der mich sehr fasziniert hat. Hintergrund ist das Russland des 19. Jahrhunderts – und doch illustriert dieser Text etwas Zeitloses. Leo Tolstoj schildert in „Krieg und Frieden" eine Szene, nachdem Fürst Andrej eine schreckliche Verwundung im Kampf davongetragen hatte: „Der Arzt beugte sich tief über die Wunde, untersuchte sie und seufzte schwer. Dann gab er jemandem ein Zeichen. Und nun ließ ein quälender Schmerz im Inneren des Leibes Fürst Andrej das Bewusstsein verlieren ... als er wieder zu sich kam, waren die zerschmetterten Hüftknochen entfernt, die Fleischfetzen weggeschnitten und die Wunde verbunden. Man besprengte sein Gesicht mit Wasser. Als er die Augen wieder aufschlug, beugte sich der Arzt über ihn, küsste ihn schweigend auf die Lippen und entfernte sich eilig."

Auf diesem Hintergrund ist mir ein eigenes Erlebnis nachhaltig in Erinnerung, das noch nicht lange zurückliegt: Ich kam spät nachts an einer Unfallstelle vorbei. Drei Sanitätswagen und ein Hubschrauber waren da, ein Verletzter lag völlig allein gelassen auf der Straße. Ärzte und Sanitäter waren dabei, heftig darüber zu diskutieren, in welche Klinik der Patient eingeliefert werden sollte.

Dieses Erlebnis hat mich nicht losgelassen. Es veranschaulicht, in welcher Gefahr unser Gesundheitssystem steckt.

Im Kontrast dazu hat das Zitat von Leo Tolstoj für mich eine zentrale Bedeutung, auch wenn uns das Pathos fremd sein mag: Natürlich ist heute nicht vorstellbar, dass ein Arzt einen Patienten küsst. Aber Tolstoj zeigt eine solch ausgeprägte Form der Zuwendung, der Selbstlosigkeit und Empathie, gerade in einer extremen Situation, dass ich diese menschliche Geste bleibend eindrucksvoll finde. Dieser Text illustriert für mich, was liebevolle Medizin ist: die wirklich ehrliche mitmenschliche Fürsorge eines Arztes. Die Geste der Hingabe, die Tolstoj beschreibt, sollte uns alle nachdenklich machen.

Dem Menschen zugewandt sich wieder auf die medizinischen Werte und Inhalte konzentrieren – darum geht es. In der Hetze des medizinischen Alltags, getrieben von Kostendiskussion und Einsparpolitik, verlieren wir das Wesentliche aus dem Blick. Verwaltungen und Ärzte werden mit ständig neuen Erlassen lahmgelegt. Krankenhäuser werden geschlossen und ganze Berufsstände schlechtgeredet. Um uns Menschen und um uns selbst als Patienten geht es nicht – wir werden zunehmend vergessen.

„Was nützt mir der Erde Geld. Kein kranker Mensch genießt die Welt", so formulierte schon vor ungefähr zweihundert Jahren Johann Wolfgang von Goethe. Möglicherweise müssen wir in Zukunft sogar noch mehr für Gesundheit ausgeben. Keiner weiß es. Wir können dies nur dann wirklich feststellen, wenn wir uns auf die medizinischen Inhalte konzentrieren. Bevor man ein neues Auto baut, definiert man erst einmal die Ausstattung, die Motorisierung und das Design. Danach legt man ein sogenanntes Pflichtenheft an und definiert die Lieferantengruppen. Erst dann diskutiert man die Kosten und legt den Preis fest. In der Politik wird jedoch anscheinend beim Thema Gesundheit genau umgekehrt vorgegangen. Daher kommen wir über die Kostendiskussion weltweit nicht mehr hinaus: Man muss inzwischen den Eindruck gewinnen, dass die Gesundheitsminister vieler Länder einander kopieren. Es ist wie in der Schule: Man hat seine Hausaufgaben nicht gemacht und übernimmt beim Abschreiben vor allen Dingen die Fehler des anderen. So geht ein Gesundheitssystem nach dem andern „baden": erst in Holland, dann in England und dann irgendwann das unsrige. Dabei zeigt doch die Lebenserfahrung: Wenn man einen Platten hat, wechselt man den Reifen und nicht die Karosserie! Das schöne Auto „Gesundheitswesen Deutschland" wird gerade gegen einen Lastkraftwagen eingetauscht – das befürchte ich.

Die weltweiten Debatten um die Gesundheitsreformen verfolge ich nun seit über zwanzig Jahren, solange ich Arzt bin. Mit wachsendem Unbehagen sehe ich, dass alle Diskussionen keinen wirklichen Fortschritt im Sinne einer besseren medizinischen Versorgung, Therapie oder Prävention bewirken. Im Gegenteil: Über das, was Medizin eigentlich bewirken soll, die Heilung sowie Erhaltung und Verbesserung von Lebensqualität, und über denjenigen, um den es geht – den Patienten –, wird fast nie geredet. Viele beschwören eine Mehrklassenmedizin als Gefahr der Zukunft. Aber wir haben bereits jetzt eine Zwei- oder sogar Dreiklassenmedizin, mit Normal- und Privatversicherten einerseits sowie den Selbstzahlern andererseits.

Wir verfügen heute über moderne Möglichkeiten auch für schonende, ambulante Diagnose- und Therapieverfahren, die in der Breite angewendet werden könnten und die nicht nur besser wären als viele andere Methoden, sondern auch noch kostengünstiger. Aber es fehlt der politische Wille, sich in diese Richtung zu bewegen, und auch das ausgeprägte Lobbydenken vieler Akteure behindert den Blick für den volkswirtschaftlichen Gesamtzusammenhang.

Wenn wir wirklich etwas ändern wollen, müssen wir begreifen: Die medizinische Versorgung ist nur ein Teilbereich einer wachsenden Gesundheitswirtschaft mit vielen assoziierten Branchen. Dazu gehören Medizintechnik, Pharmazeutik, Sport und Fitness, Handwerk, Telekommunikation, Medien und vieles mehr. Wir brauchen eine Aufbruchstimmung, und um diese zu erreichen, müssen wir vor allem die positiven Aspekte der Medizin wahrnehmen. Und dabei geht es meiner Überzeugung nach um eine neue Wahrnehmung: Auf der einen Seite geht es um die Schaffung bzw. Erhaltung von Lebensqualität mit guter medizinischer Versorgung, um unsere Kultur erhalten und weiterentwickeln zu können. Gleichzeitig geht es aber auch um ein immer neues Know-how, um Beschäftigung, neue Arbeitsplätze und neue Berufe, Wirtschaftsförderung und prosperierende Wirtschaft, wissenschaftliche Forschung, neue Märkte, aber auch Gewinne bzw. neue Einnahmen für Firmen und Staat.

Innerhalb der Gesundheitswirtschaft favorisiere ich ein solidarisches Gesundheitssystem mit hoher Qualität der Grundversorgung, mit Zusatzversicherungspaketen und einem Qualitätsmanagement, unter Einbezug aller medizinischen Möglichkeiten zwischen High-Tech-Medizin und Naturheilkunde. Deshalb plädiere ich für eine medizinische Versorgung, bei der der Blick nicht verloren geht für den Menschen, für die gute Beziehung zwischen Patient und Arzt und für eine liebevolle Medizin: Denn diese ist die entscheidende Voraussetzung für einen erfolgreichen Heilungsprozess und für eine notwendige Individualmedizin für jeden Einzelnen von uns. Der Mensch ist keine Maschine.

Heilen statt Kranksparen! Gemeinsam mit den Patienten sollten wir nach Konzepten suchen. Auch wenn diese Reformen in schwierigen wirtschaftlichen Zeiten anstehen, darf dabei nicht vergessen werden, dass eine Reform nur dann nachhaltig wirken kann, wenn sie am medizinischen Inhalt orientiert ist, den Menschen in den Mittelpunkt rückt und gleichzeitig transparent und gerecht ist. Deshalb müssen alle gesellschaftlichen Gruppen ihren Beitrag leisten – inhaltlich wie finanziell –, auch die Patienten. Aber sie müssen gleichzeitig auch in die Entscheidungen einbezogen werden. In den Debatten und Beschlussgremien sind die Patienten bzw. Kunden des Gesundheitssystems bisher meistens nicht vertreten.

Mensch bleiben – das heißt konkret: Es darf nicht darum gehen, unter Kostendruck mit „Totschlag"-Argumenten die medizinische Behandlung in immer schnellerem Durchlauf durchzudrücken, womöglich unter Ausschaltung der ärztlichen Meinung und unter der Dominanz von Krankenkassen-Sachbearbeitern oder Medizinischen Diensten. Patient, Arzt und Verwaltung müssen zu Partnern werden. Wir brauchen Fürsorglichkeit und Barmherzigkeit als Gegenkonzept, sonst bleibt die Menschlichkeit auf der Strecke, und letztlich werden dann die Menschen noch kränker. Ich bin überzeugt: Mit Geld aus anderen Bereichen der Gesundheitswirtschaft und auch Zusatzversicherungen wäre die heutige Medizin sofort bezahlbar. Und wie wäre es, militärisch abzurüsten und auf ein paar Panzer zu verzichten und die Gesundheit aufzurüsten? Wir sind selber verantwortlich für die Prioritäten, die wir setzen.

In der Medizin arbeiten zu dürfen, macht sehr viel Freude – abgesehen von den fürchterlichen öffentlichen Debatten, den übertriebenen Verwaltungsaufgaben und dem fehlenden Wettbewerb. Die meisten Beschäftigten arbeiten mit Herz und unter vielen Entbehrungen. Wir müssen die Heranwachsenden begeistern für diese wunderschöne Aufgabe, in der Medizin und für die Menschen tätig werden zu können. Schon heute gibt es mehr als 800 verschiedene Berufe in dieser Boombranche der Gesundheitswirtschaft. Die Fächergrenzen brechen auf, und ständig entstehen neue Berufszweige. Ärzte dürfen nicht zu Funktionsmedizinern degradiert werden, sondern müssen mitfühlender Partner sein. Genau das ist für mich ein Arzt – und deshalb bin ich Arzt geworden!

Kapitel 1
Was mich bewegt

Arzt in der sechsten Generation:
Mein Weg zur Mikro-Therapie

Früher wurde ich beim Blutabnehmen fast immer ohnmächtig, wenn ich eine Spritze sah ...

Mein Weg zur Medizin ergab sich also nicht von selbst. Und außerdem hatte ich schon seit meiner Kindheit vielfältige Interessen – Technik, Sport, Musik und Literatur bis hin zu Philosophien und Religionen. Jahrelang dachte ich daran, Pastor zu werden. In die Fußstapfen meines Vaters, der sich als Bergbau-Ingenieur diesem spezifischen Beruf und Milieu stark verbunden fühlte, wollte ich nicht treten, obwohl es auch in diesem Gebiet immer viel Faszinierendes für mich gab. Und so studierte ich zunächst Sinologie und Romanistik in Bochum, denn China und Frankreich interessierten mich kulturell wie sprachlich sehr. Erst später begann ich mit dem Medizinstudium in Kiel.

Meine medizinische Familiengeschichte

Bevor ich zwanzig wurde, hatte ich nie bewusst wahrgenommen, dass meine gesamte Familiengeschichte mütterlicherseits von Ärzten, Krankenschwestern und Krankengymnasten bestimmt ist. Ich selbst befinde mich in der sechsten Generation von Ärzten und sehe erstaunt, wie viele Anknüpfungspunkte es für mich in dieser Geschichte gibt.

Der erste Arzt in der Familie meiner Mutter, mein Ur-Ur-Ur-Urgroßvater Carl Abraham Hunnius, stammte aus einer deutschen Kaufmannsfamilie in Reval (heute: Tallinn, Estland) und entdeckte früh sein Interesse an der Medizin. Nach seinem Medizinstudium an der Universität Dorpat 1815–1819 kam er ans Invalidenkommando-Krankenhaus in Hapsal.

Zusätzlich zu seiner praktischen Arbeit an diesem Krankenhaus hatte Carl Abraham Hunnius großes Interesse an der Wissenschaft. Seine Dissertation befasste sich mit den Blattern, einer damals sich stark ausbreitenden, hochfiebrigen eitrigen Entzündung der Haut, die oft eine Blutvergiftung verursachte und auch mit dem Tod enden konnte.

Seine ärztlichen Verpflichtungen brachten Carl Abraham Hunnius häufig zu armen Fischerfamilien. Bei solch einem Besuch fiel ihm auf, dass ein alter Fischer seine Beine in den von der Sonne gewärmten Schlamm steckte. Dieser Fischer erzählte ihm, er leide an Ischias, wenn er aber die Füße in dem warmen Schlamm einweiche, bringe ihm dies eine große Erleichterung. Hunnius begann nun, diese Beobachtung wissenschaftlich zu untersuchen. Erste Versuche machte er bei seinen Patienten und den Soldaten der einheimischen Garnison. Bei vielen Krankheiten führte die Behandlung mit Schlamm zu überraschend guten Ergebnissen. Also begann er, eine neue Methode der Schlammbehandlung zu entwickeln: Er empfahl, mit dem von der Sonne durchgewärmten Schlamm Wickel und Kompressen zu machen, Wannenbäder mit von warmem Meerwasser verdünntem Schlammgemisch, Massagen und Einreibungen. Jeder Prozedur folgte eine warme „Meerwasserwanne". Er fand heraus, dass mit der Anwendung von Schlamm und Meerwasser viele Krankheiten geheilt werden konnten, beispielsweise Rheumatismus, chronische und nachoperative Rücken-, Nerven- oder Hautkrankheiten, die zum Teil noch heute nach dieser Methode behandelt werden. Neben seinen klinischen Beobachtungen führte Hunnius einfache chemische Untersuchungen durch. Nachdem er entsprechende Kapitalgeber von seiner Methode hatte überzeugen können, gründete er 1825 die erste Wasser-Schlamm-Heilanstalt in Hapsal, die bald eine große Zahl von Besuchern anzog, später sogar die Zarenfamilie aus St. Petersburg. 1830 wurde er Kreisarzt. Neben seiner ärztlichen Tätigkeit kümmerte er sich als Stadtrat um bildungs- und sozialpolitische Belange. Auf seine Initiative wurde 1839 die erste estnischsprachige Schule gegründet. Bei den wohlhabenden Kur- und Badegästen führte er Spendensammlungen durch und errichtete mit diesem Geld ein Fürsorgeheim für Arme. Aufgrund seiner Verdienste erhielt er 1838 den Titel „Staatsrat" und wurde in den Adel erhoben. Er starb 1851 im Alter von erst 54 Jahren, nachdem er ein junges Mädchen behandelt hatte, das an einer ansteckenden Infektionskrankheit litt.

Sein Sohn, Carl Arthur von Hunnius, wurde gleichfalls Arzt, gab die wissenschaftlichen Untersuchungen seines Vaters heraus und heiratete die Tochter des ersten homöopathischen Arztes von Russland – auch hier zeigt sich für mich eine langjährige generationenübergreifende Interessenslinie. In der folgenden Generation gab es wiederum einen Arzt, Carl Adam Friedrich von Hunnius, der allerdings im Alter von 26 Jahren an Typhus verstarb. Mein Großvater Herbert Arthur von Hunnius war Facharzt für Hals-, Ohren- und Nasenkrankheiten zu Reval. Er hatte in Graz studiert, arbeitete in Stettin, später in Posen und Reval. Seine Tochter ist meine Mutter, die mit ihm und ihren Geschwistern – fast alle sind Ärzte – in einer traditionellen Arztfamilie aufwuchs. Ihre Mutter ist ausgebildete Krankengymnastin, mit einer speziellen Ausbildung für Säuglingsgymnastik. Und auch in der Arbeit meiner Großmutter ergibt sich eine familiäre Verbindung zu dem meinem Institut assoziierten Zentrum für krankentherapeutische und physiologische Maßnahmen.

Wenn meine Brüder Wilhelm und Herbert oder ich krank waren, entstand in der Regel bei uns zu Hause große Besorgnis. Bei dem kleinsten Anzeichen einer Erkrankung zog meine Mutter ihre Schwestern zu Rate. Meine Mutter war im Krieg als Krankenschwester tätig gewesen, und ihre beiden älteren Schwestern hatten eine qualifizierte Ausbildung in der Chirurgie und in der Inneren Medizin durchlaufen, wobei die eine sich später nur noch der Naturheilkunde widmete. Der ältere der beiden Brüder ist HNO-Arzt wie mein Großvater, der jüngere Bruder ist Arzt für Lungenheilkunde, die jüngste Schwester Krankengymnastin. Der ärztliche Rat für unsere Familie war also umfassend und gründlich.

Beruf und Berufung

Als Kind hatte ich häufig Halsschmerzen und litt oft an einer Mittelohrentzündung, eine Erkrankung, die heute dank der Antibiotika nicht mehr so schlimm und schmerzhaft verläuft. Ich erinnere mich genau an die schrecklichen Besuche beim Hals-Nasen-Ohren-Arzt, genauso wie an die Blutabnahmen mit häufig stumpfen Kanülen, die oft ohne ein freundliches oder beruhigendes Wort vorgenommen wurden. Damals gab es nur die immer wieder sterilisierten Spritzen mit schlechtem Schliff.

Meine Entscheidung kam plötzlich, nach einer Mandel-Operation und einer Operation an der Nasenscheidewand, während meiner Bundeswehrzeit. Da fühlte ich während einer recht schmerzhaften Nasenspiegelung ganz deutlich: Jetzt werde ich Arzt. Es muss doch möglich sein, viele Behandlungen einfacher und sanfter durchzuführen, ohne dass der Patient Angst vor der Prozedur oder den Ärzten hat!

Aber meine eigene Angst vor Spritzen legte sich erst, als ich Medizin studierte und in einem Krankenhaus hospitierte. Dort lernte ich von einer koreanischen Krankenschwester, wie man schmerzfrei Spritzen geben kann. Der Wert einer Unversehrtheit des Körpers, der vorsichtige und behutsame Umgang mit Spritzen und Instrumenten sowie das Bewusstsein, dass jeder Patient genau wie ich damals in großer Angst sein könnte, sind mir seit dieser Zeit geblieben.

Auch der Grundgedanke der chinesischen Medizin hat sich bei mir verfestigt, nämlich alle Körperregionen in einer Einheit, nicht nur organbezogen zu sehen, wie sich dies in unserer westlichen Schulmedizin ausgeprägt hat. Insofern wollte ich mir zunächst ein breites Wissen verschaffen, nicht als Facharzt, sondern als Allgemeinmediziner.

Über die Arbeit in einer Krebsstation an der Universitätsklinik Kiel kam ich zur Diagnostischen Radiologie. Bei schwerwiegenden Erkrankungen ist es ja entscheidend, anhand von Aufnahmen ein präzises Bild davon zu gewinnen, was im Körper zu sehen ist bzw. welche Veränderungen geschehen. Bereits während meines Studiums und der Zeit als Assistenzarzt in Kiel arbeitete ich konsequent am Thema Schmerz und Akupunktur und baute hier später erste Ambulanzen auf. Die Entwicklung der neuen Fachdisziplin Mikro-Therapie, einer spezifischen Form der miniaturisierten Medizin in Kombination mit der radiologischen Bildgebung, war letztlich eine Weiterentwicklung auf meinem Weg zu einer sanften, den Körper möglichst schonenden Medizin. Die Mikro-Therapie verbindet die Möglichkeiten der modernen Bildgebung in der Radiologie mit einer Weiterentwicklung der minimal invasiven, endoskopischen Operationsmethoden mit Scheren, Laser, Sonden und anderen Instrumenten sowie Implantaten von wenigen Millimetern. Mir war klar, dass sich die hochauflösenden Geräte nicht nur für Diagnostik, sondern auch für operative Eingriffe eignen müssten. Sie dazu einzusetzen gelang bereits 1987/ 1988, als ich die ersten Operationen im Computertomographen überhaupt durchführte, und dann 1988 im offenen Kernspintomographen.

Hier schließt sich dann auch ein Kreis: So wie mein Vater als Berg-bau-Ingenieur große Tunnel baute, baue ich nun kleine, mikromedizinische Tunnel, Mikrotunnel. Und darüber hinaus entwickle ich mit meinem Team auch Mikro-Instrumente, die vom Bergbau bekannt sind – Fräsen, Bohrer, Stützen –, in einem Größenverhältnis von 0,1 bis 3 Millimetern.

Vergleicht man die Gesundheitssysteme weltweit, so zeigt sich, dass die ambulant ausgerichtete Medizin ständig an Bedeutung gewinnt. Antrieb dieser Entwicklung ist die moderne Technik. Sie revolutioniert nicht nur alle Gebiete, sondern bricht auch die über viele Medizinergenerationen gewachsenen Fächergrenzen endlich auf.

Auch ich selbst mache heute etwas ganz anderes, als ich es mir zu Anfang meines Beruflebens vorgestellt hatte. Eigentlich wollte ich Landarzt werden. Auch deshalb hatte ich mich parallel zum Studium schon 1974 intensiv mit der chinesischen Medizin und naturheilkundlichen Behandlungsweisen und Massagetechniken befasst. Vielleicht auch ein Einfluss meiner ärztlichen Vorfahren? Neben vielen Fortbildungskursen habe ich selbst später junge Studenten und Ärzte in diesen für mich wichtigen medizinischen Feldern geschult.

Um Landarzt zu werden, hatte ich als junger Arzt jedes Wochenende, häufig von Freitag bis Sonntag, Nachtdienst in der Notdienstzentrale in Plön. Ich kannte viele Einwohner der umliegenden Dörfer, die Bauern, die Gutshöfe und die Pferdezüchter. Vom einfachen Schnupfen über Asthmaanfälle, die Behandlung von Schmerz- und Krebskranken oder akuten Depressionen bis hin zu Lebensmittelvergiftungen in einem Kinderheim, Tauch- und schweren Autounfällen mit Schwerstverletzten, Toten und Hubschraubereinsätzen lernte ich alles kennen und habe es meistens selbständig „gemanagt". Es war eine intensive Zeit, die mich sehr gefordert und geprägt hat. Ich wollte schon eine Praxis direkt am See übernehmen. Mir gefiel dieses wunderschöne Land. Damals war ich gerade 30 Jahre alt. Warum ist es anders gekommen?

Während der Woche war ich in der Ausbildung zum Radiologen in der Kieler Universitätsklinik. Ich hatte die Radiologie für mein Praktisches Jahr ganz bewusst gewählt. Denn als Landarzt wollte ich unbedingt in der Lage sein, Röntgenbilder zu interpretieren. Und dann wollte ich mich mit Krebs- und Schmerzkranken sowie dem Sterben auseinandersetzen. Diese Felder waren während des Studiums ausgeblendet – und auch heute noch begegnen sie den jungen Studenten und Studentinnen kaum. Für mich war insbesondere die Auseinandersetzung mit Sterben und Tod zentral. Der Tod war für mich etwas Abstraktes und Bedrohliches. Doch mir war klar, dass ich kein Arzt werden konnte, ohne mich auch mit meinem eigenen Tod auseinanderzusetzen. Also suchte ich nach dem Fach, wo ich alle Elemente für meine Landarztkarriere bekommen konnte: Röntgen-Diagnostik, um nicht von Dritten abhängig zu sein, Tumor- und Schmerztherapie sowie die Möglichkeit, Sterbende bis zum Tod zu begleiten. Und da gab es für mich nur die Kieler Universitäts-Radiologie mit Röntgen, Computertomographie, den seinerzeit ersten Kernspintomographen in Deutschland, der Nuklearmedizin und der Strahlen- sowie Chemotherapie und damit vielen neuen Möglichkeiten zur Behandlung und Betreuung der Tumorpatienten.

Frühes Interesse an der Wissenschaft

Parallel dazu hatte ich mich im Rahmen meiner Doktorarbeit schon mit einem radiologischen Thema befasst, und zwar in der Abteilung für Biomedizinische Technik in der Kieler Kinderklinik unter Leitung meines wissenschaftlichen Lehrers und Doktorvaters.

Ursprünglich hatte ich gar keine Doktorarbeit schreiben wollen. Ich war leidenschaftlich gefangen im Lernen und Erproben von medizinischem Wissen und verschlang während des Studiums ein Lehrbuch nach dem anderen, angefangen bei der Schulmedizin bis hin zur naturheilkundlichen sowie auch der chinesischen Medizin. Den „Virus" der chinesischen Medizin hatte ich seit meinem Sinologiestudium in Bochum in mir getragen. Neben der Sprache hatte ich auch die Hochkultur der Chinesen vor vielen tausend Jahren kennen gelernt und war in Berührung mit der chinesischen Medizin, dem Konfuzianismus und dem Taoismus gekommen. Das Stöbern, Herausschreiben und Nachdenken brachte mich zu der Überlegung, ob es nicht doch sinnvoll sei, selbst zu forschen und unbeantworteten Fragen auf den Grund zu gehen. Ein bemerkenswertes Lehrbuch aus dieser Zeit stimulierte mich stark in diese Richtung. Es war „der Harrison", Lehrbuch der Inneren Medizin in englischer Sprache – heute noch *das* Standardwerk der Medizin –, ein dicker „Schinken", der die inneren Erkrankungen von der Ursache bis zur Therapie präzise und wissenschaftlich fundiert darstellt: Ich war Feuer und Flamme, mich in die Wissenschaft zu vertiefen und die Methoden des wissenschaftlichen Arbeitens zu lernen. So geriet ich in das Institut für Biomedizinische Technik an der Universitäts-Kinderklinik in Kiel und engagierte mich vier Jahre lang im Sonderforschungsbereich für Strömungsmessung an den Gefäßen und im Herzen.

Die ersten Bezüge zur Wissenschaft liegen allerdings in meiner frühen Kindheit, wie ich rückblickend sehe. Mein Vater war an der Bergakademie Clausthal-Zellerfeld tätig. Schon als Vierjähriger war ich fasziniert von seinem Büro und dem Mikroskop, das er für seine damaligen Forschungen benötigte. Erst viel später, nachdem ich meine Doktorarbeit bereits geschrieben hatte, stellte ich fest, dass ich im gleichen Gebiet promoviert hatte wie er: Mein Thema war die quantitative Messung von Blutströmungen, er hatte Ölströmungen untersucht.

Das Institut in Kiel war angeschlossen an die kardiologische Kinderklinik. Ich kam zum ersten Mal mit Computern in Berührung und war eingebunden in eine Arbeitsgruppe von Physikern, Mathematikern, Ingenieuren und Ärzten. Die wissenschaftliche Neugier und Technikfaszination hat mich seither nicht mehr losgelassen. Sie war ein weiterer Grund für mich, Radiologie in der Facharztausbildung zu beginnen und auch in diesem technologischen Feld zu forschen.

Erfahrungen in der Radiologie

Schon während meines Studiums im Rahmen des Praktisches Jahres in der Radiologischen Universitätsklinik in Kiel erlernte ich die Grundlagen der Bildgebung und Krebstherapie. Mein damaliger Chef, sein Stellvertreter und die ärztlichen Kollegen waren alle höchst engagiert und sympathisch, und ich lernte viel. Eines Tages, ein halbes Jahr nach meiner Radiologiezeit, rief mich unerwartet der Ordinarius für Radiologie an. Er sei gerade dabei, meine Doktorarbeit zu lesen, die ihm sehr gut gefalle, und ich solle deshalb nach dem Staatsexamen sofort in seiner Klinik anfangen. Diese Stelle sei eine „Ringeltaube" für mich mit meiner Veranlagung.

Für mich war das ein beeindruckendes Angebot. Hatte ich mich doch im Praktischen Jahr mit eben diesem Chefarzt überworfen. In der Klinik war es üblich, dass Schwestern hochgiftige chemotherapeutische Medikamente ohne Gummihandschuhe und Mundschutz in die Spritzen und Infusionsflaschen aufzogen. Mein Kämpferherz erwachte sofort, nachdem ich in der wissenschaftlichen Literatur gelesen hatte, dass Chemotherapeutika Krebs erzeugen oder Schwangerschaftsabbrüche, missgebildete Kinder bzw. Keimschäden hervorrufen könnten. Also verfasste ich Flugblätter, entwarf Anweisungen zum Aufziehen der Medikamente, klebte sie auf den Stationen direkt über den Arbeitsplatz und schrieb einen Brief an den Chefarzt. Ich fand diese Aktion zum Schutz der Mitarbeiterinnen ganz normal und ging davon aus, dass mein zukünftiger Chef sich darüber freuen würde. Aber das Gegenteil war der Fall! Eines Tages wurde ich auf dem Flur vor versammelten Oberärzten, Assistenzärzten, Schwestern und Pflegern vom Chefarzt „niedergemacht" und hatte keine Chance, mich zu verteidigen. Aber dennoch: Gummihandschuhe, Mundschutz und Brillen sowie umsichtiger Umgang mit den Medikamenten wurden seit dieser Zeit konsequent auf allen Stationen üblich.

Nach 14 Monaten als Assistenzarzt auf einer Frauenkrebsstation kam ich in die Strahlentherapie und danach in die Röntgenabteilung. Hier lernte ich die moderne Bildgebung inklusive der Computertomographie kennen, darüber hinaus Angiographien, also Gefäßdarstellungen und Gefäßerweiterungen mit dem Katheter. Hier entwickelte sich mein Interesse für die Eingriffsradiologie. Unter Anleitung eines emeritierten Professors, der sowohl in der Human- als auch in der Zahnmedizin zu Hause war, lernte ich schnell, schmerzarm Katheter oder Sonden zum Einbringen der Katheter – sogenannte Schleusen – unter Durchleuchtungskontrolle in die Gefäße zu bringen.

Aber diese Zeit war für mich die Geburtsstunde der Mikro-Therapie! Ich war fasziniert von den Möglichkeiten, transparent in den Körper hineinzusehen, insbesondere mit der Computer- und damals gerade aufkommenden Kernspintomographie hochauflösend alle Organe, Gefäße und Nerven sehen zu können. Die ersten kleinen Versuche machte ich 1981/82, indem ich bei Tumorpatienten mit einer Sonde im Computertomographen vorsichtig Gewebe entnahm. Dies war damals ein ungewöhnlicher Vorgang, denn wenn man so etwas überhaupt machte, dann vereinzelt mit Ultraschall- oder Röntgengeräten.

Auf den Krebsstationen führte ich die lokale Schmerztherapie mit Lokalanästhetika, Periduralkatheter – also Katheter im Wirbelkanal –, elektrischen Stimulationsverfahren und Akupunktur zur Schmerztherapie ein. Zunächst gegen heftigen Widerstand des Oberarztes und des Chefs. Nicht unwichtig dabei war, dass der Anästhesiechef dem Chef mitteilte, er habe einen Assistenten, der „wildere", denn die Lokalanästhesie sei definitiv Aufgabe der Anästhesisten. Dabei hatte ich die Kieler Anästhesisten für die Schmerztherapie gewinnen können und auch Konzepte entwickelt, wie man die Patienten mit einem Peridural-Katheter nach Hause entlassen konnte. Ein wirklich erfolgreiches Konzept! So entstand Jahre später zusammen mit einem damaligen Anästhesiefreund eine der ersten Schmerzkliniken Deutschlands. Fortan machte ich Schmerztherapien unter Röntgenkontrolle, indem ich die Sonden unter Durchleuchtungskontrolle in den Körper einbrachte – immer mit einem großen „Grummeln" im Bauch, da man unter Durchleuchtung kaum die Organe, geschweige denn Gewebsstrukturen sieht. Diese sind erst in den Tomographen präzise sichtbar geworden.

Es lag nahe, die Eingriffe im Computertomographen durchzuführen. Zunächst zur Gewebeentnahme, dann zum Einbringen von Lokalanästhesie und später von tumorvernichtenden Medikamenten, zur Verödung von Nerven oder zur Abwehrsteigerung sowie zum Schrumpfen von Bandscheiben. Die Eingriffe wurden immer kleiner und feiner, so dass man heute auch im Computer- oder Kernspintomographen miniaturisierte Bandscheibenoperationen durchführen kann, aber z. B. auch Tumore durch Erhitzen vernichten, Nerven zur Schmerztherapie oder Behandlung eines Raucherbeins veröden, zusammengebrochene Wirbelkörper mit eingespritztem Zement aufrichten oder auch offen operieren kann, beispielsweise im Gehirn im offenen Kernspintomographen – nur mit viel, viel kleineren Schnitten als bei klassischen Operationen.

Zwischen High-Tech und Naturheilkunde

Landarzt bin ich bisher nicht geworden. Klassischer Radiologe bin ich aber auch nicht. Ich bin Arzt mit Leib und Seele und verstehe mich als Mikro-Therapeut. Zur Diagnose einer Krankheit brauchen wir neben der ausführlichen Befragung (Anamnese) und körperlichen Untersuchung des Patienten sowie den Labordaten eine hochwertige radiologische Diagnostik. Das habe ich gelernt und aus der Radiologie die Mikro-The-

25

rapie entwickelt. Die Mikro-Therapie – das Behandeln mit Kleinstinstrumenten in radiologischen Bildsystemen – und auch die Mikro-Diagnostik – also das frühzeitige Aufspüren kleinster Veränderungen z. B in der Krebs- oder Gefäßerkrankungsdiagnose – sind meiner Überzeugung nach wesentliche Elemente zukünftiger Medizin – vor allen Dingen in der Behandlung von Volkskrankheiten.

Natürlich sind die klassischen medizinischen Disziplinen, wozu die chirurgischen Fachdisziplinen mit den großen operativen Eingriffen (maximal invasive Medizin), die Unfallheilkunde, die Innere Medizin, die Gynäkologie, die Neurologie und Psychiatrie usw. gehören, die Grundpfeiler der Medizin. Es wird aber eine rasante Integration von Mikro-Medizin in alle medizinischen Bereiche geben. Wichtig ist allerdings auch für alle Fächer mit dem Fortschreiten der Technik mehr denn je, jeden einzelnen Patienten als Mensch zu begreifen. Seine Erkrankung, sein Leiden ist ganzheitlich zu sehen. Es ist also nicht nur ein Symptom zu behandeln, sondern der Mensch als Mensch muss in seiner körperlichen, seelischen und geistigen individuellen Ausprägung wahrgenommen werden.

Und außerdem müssen wir auch das jeweilige soziale und kulturelle Milieu beachten. Beispielsweise scheitert ja die Ernährungsumstellung bei Übergewichtigen oder Patienten mit zu hohem Cholesterinspiegel oft daran, dass die psychologischen Faktoren und die Lebensgewohnheiten nicht berücksichtigt werden. Wenn beispielsweise der Sonntagsbraten mit dem Rotwein dazu zu einer lieb gewordenen Gewohnheit geworden sind, die etwas Bestimmtes bedeutet oder individuelle Lebensqualität ausdrückt, muss dies ernst genommen werden! Ein Therapievorschlag zur Verhaltensänderung sollte Partner, Partnerin und Familienangehörige mit einbeziehen. Denn die Umstellung der Ernährungsgewohnheiten oder gar Ernährungsverbote – wie bei Diabetikern notwendig – sind hart und dürfen nicht zu Kränkung oder neuer Belastung führen.

Mein Traum ist der Allgemeinarzt, der mikrotherapeutisch behandeln kann. Mein eigener Weg bewegte sich seit Beginn meiner ärztlichen Tätigkeit immer zwischen High-Tech und Naturheilkunde bzw. nicht-schulmedizinischen Heilverfahren. Heute versuche ich mit meinem Team, die Wirkung der Physiotherapie, der Akupunktur oder von Massagetechniken auch wissenschaftlich mit radiologischen High-Tech-Sichtmethoden nachzuweisen.

Gerade die chinesische Medizin hatte mich beeindruckt, weil es sich hier um ein relativ abgeschlossenes Medizinsystem und wissenschaftstheoretisches Konzept handelt. Was ich in unserer Medizin vermisse, ist eine „medizinische Gesamttheorie", eine medizinische Anthropologie. Eine solche medizinische Anthropologie müsste als eigenständige wissenschaftliche Disziplin eine ganzheitliche Medizintheorie entwickeln, die die Erkenntnisse und das medizinische Wissen aller Kulturen mit einschließt. Diese ganzheitliche Theorie sollte neben den naturwissenschaftlichen Erkenntnissen und Fakten des menschlichen Organismus und der Organe die Erkenntnisse der Psychologie und Psychiatrie, der Evolutionsbiologie und die geistige Entwicklung des Menschen beinhalten. Sie hätte weiterhin die Einbindung der menschlichen Existenz im Kosmos und die philosophischen Aspekten des Daseins zu berücksichtigen. Die Gesamtschau von Körper, Seele und Geist, die die Individualität des Menschen prägt, sowie die historische und medizinische Geschichte des Individuums im Kontext der Gesellschaft und der Kulturen sind dabei ebenfalls wichtig.

Therapieren und Heilen

Ein Aspekt, der mir bei der chinesischen Medizin immer gefallen hat: Die Ärzte wurden dafür bezahlt, dass der Patient gesund blieb. Dazu waren im Sinne der Vorsorge regelmäßige wöchentliche und monatliche Arztbesuche notwendig, für die die Ärzte entlohnt wurden. Bei Erkrankungen erhielten sie kein Geld, eine Tradition, die auch in der ayurvedischen Medizin gepflegt wurde. Dieses Prinzip enthält eine so ganz andere Orientierung als unser jetziges Medizinsystem, in dem das Geld in die Krankheitsverwaltung und nicht in die Gesunderhaltung fließt. Und die persönliche Beziehung zwischen Arzt und Patient bekommt ein ganz anderes Gewicht: Hier haben wir den Arzt, der sich ständig um seinen Patienten bzw. Gesundheits-Kunden kümmert.

Wir Ärzte sind ja nicht immer vorbildlich, wenn es um das echte Gespräch zwischen Arzt und Patient, das Zuhören geht. Doch die ursprüngliche Tätigkeit des Arztes ist die Behandlung, das Therapieren.

Ausgehend vom griechischen Wort „therapeuein" trifft man auf eine Reihe von interessanten Bedeutungen: „Therapeuein" heißt ursprünglich „pflegen, behandeln, bedienen" und findet sich in Formulierungen wie: „Götter verehren, Eltern ehrfurchtsvoll behandeln, Kinder versorgen, Land bebauen". Platon verwendet den Ausdruck „psychän therapeuein" – „sich um die eigene Seele kümmern". „Therapeuein" bezieht sich also auf alles, worum man sich kümmert, sei es aus freien Stücken oder aus Pflichtbewusstsein. In der zweiten Hauptbedeutung bedeutet „Therapeia" medizinische Pflege und Behandlung.

Was ist mir daran wichtig? Ich glaube, wir sollten uns die Bedeutung des „Pflegens"wieder viel stärker bewusst machen: Pflege ist ein Teil der Therapie. Menschliche Nähe, die gegeben und gespürt wird, vermittelt Geborgenheit und damit etwas, aus dem man wieder Kraft schöpfen kann.

Nachdenklich macht mich die Bedeutung „bedienen". Sollten wir die Rolle von uns Ärzten nicht auch unter diesem Blickwinkel neu überdenken? Ärzte sollten gerade nicht „Halbgötter in Weiß" sein, die in einem hierarchischen Verhältnis über ihren Patientinnen und Patienten stehen. Der Begriff „bedienen" impliziert vielmehr eine umgekehrte Situation. In unserer Beziehung zu Patienten sollten wir uns als Ärzte viel stärker um ein gleichberechtigtes, partnerschaftliches Verhältnis bemühen.

Ärzte dürfen nach meinem Verständnis auch keine Technokraten sein, die primär Maschinen bedienen bzw. selbst wie Maschinen funktionieren – in diese Richtung geht leider die politische Diskussion, und deshalb spricht man dann auch von einem „Mediziner" und nicht vom „Arzt". Das Arztsein ist in meinem Verständnis viel mehr. Es beinhaltet, neben dem Therapieren- und Zuhören-Können, im Wesentlichen das ärztliche Gespräch, den Einsatz von hochwertiger Diagnostik und ein individuelles Therapieangebot nach den modernsten medizinischen Erkenntnissen, die menschliche Nähe, das „In-den-Arm-Nehmen" und, was meistens vergessen wird, die Seelsorge bei Leiden, Trauer und Tod. Heilenkönnen ist eine Kunst, und wer heilt, hat Recht! Jeder Arzt hat unterschiedliche individuelle Fähigkeiten. Das wird leider oft vergessen.

Die hochtechnologischen Geräte und Instrumente sind phantastische Hilfsmittel in Diagnostik und Therapie und werden mehr denn je benötigt. Aber sie sind kein Selbstzweck. Im Mittelpunkt der Therapie steht der Mensch, die Fürsorge für die Patienten. Eine liebevolle Medizin und High-Tech schließen sich nicht aus: Denn letztlich kann der Therapeut durch seine Zuwendung zum Patienten auch in einer High-Tech-Umgebung eine herzliche Situation schaffen. Es kommt auf die geistig-emotionale Haltung, die Empathie für das Leiden des anderen Menschen an: Und das gilt für jeden Arzt.

Arzt und Patient

Mit „bedienen" meine ich keine oberflächliche Kundenorientiertheit, sondern echte Anteilnahme. Es ist richtig, Patientinnen und Patienten auch als Kunden oder Gäste zu „bedienen" und wahrzunehmen. Das ist echte Dienstleistung. Darüber hinaus sind Patienten aber leidende Menschen, die primär Hilfe suchen. Insofern ist die therapeutische Situation qualitativ immer etwas anderes als eine Konsumkonstellation, in der es um den Austausch von Waren geht. Therapie und Zuwendung sind in den Kategorien von Waren und Konsum nicht zu fassen. Gesundheit und medizinische Versorgung sind keine Handelswaren!

Echte Zuwendung beruht ja gerade darauf, jeden einzelnen Patienten als ein Wesen mit Körper, Geist und Seele wahrzunehmen. Jeder von uns hat seine eigene persönliche Biographie, die möglicherweise auch Teil seiner Krankheit ist. Zumindest hat jeder eine andere Art, mit seinem Körper bzw. seiner Krankheit umzugehen. Und dabei gibt es auch Unterschiede zwischen den einzelnen Kulturen sowie zwischen Männern und Frauen. Die Entwicklung der westlichen Medizin stellte die Einzelfunktionen des Körpers in den Vordergrund – und damit auch die Therapie der Einzelfunktionen. Im Unterschied beispielsweise zur chinesischen und indischen Medizin wurden die anderen Aspekte vernachlässigt. Im Sinne einer notwendigen ganzheitlichen Therapie möchte ich gerade dem „psychän therapeuein" – „sich um die Seele kümmern" – wieder seine Wertigkeit zurückgeben. Dies bedeutet den unbedingten Einbezug von psychosozialen, psychosomatischen und seelsorgerischen Aspekten beim Therapieprozess. Es geht auch um Barmherzigkeit in einer engagierten, ganzheitlichen Medizin.

Die auf Kostenreduktion fixierte Gesundheitsreformdebatte der letzten Jahre hat den Weg in die falsche Richtung eingeschlagen. Vielen ganzheitlich orientierten Therapieprojekten, wie beispielsweise in der ambulanten Betreuung von Krebspatienten oder psychosozialen Beratungsstellen, wurden Gelder entzogen, die Arbeit erschwert oder gar unmöglich gemacht. Innovative Behandlungskonzepte wie Interferon bei Hepatitis oder Multipler Sklerose werden häufig nicht bezahlt, gezielte Schmerztherapie ebenfalls nicht. Gerade bei Schmerz- und Tumorpatientinnen und -patienten, aber auch beispielsweise bei stress- und umweltbedingten Erkrankungen, immunologischen Erkrankungen, Depressionen, Burn-out-Phänomenen, ist die psychosomatische und psychosoziale Betreuung ein ganz wichtiger Therapieaspekt. Dies können wir nicht auf die Familien abschieben, sondern gehört in professionelle Hände. Professionelle Hilfe brauchen auch die Demenzkranken, deren Zahl immer mehr zunimmt.

Bei einer Untersuchung amerikanischer Soziologen hat sich herausgestellt, dass Patienten durchschnittlich schon nach 18 Sekunden vom Arzt unterbrochen werden, wenn sie diesem ihre Probleme oder Leiden schildern wollen. Dieses Beispiel zeigt den entscheidenden Punkt: Vertrauen braucht Zeit. Therapieren braucht Zeit. Daher muss die „sprechende" und „hörende" Medizin, ohne die ein partnerschaftliches und vertrauensvolles Verhältnis zwischen Therapeut und Patient gar nicht aufgebaut werden kann, als wesentlicher Bestandteil einer fürsorglichen Medizin zunächst begriffen und dann inhaltlich wie finanziell honoriert werden. Und nebenbei werden gerade dann sogar noch Kosten gespart, denn ein nachhaltiges Vertrauensverhältnis reduziert Schmerzmittel und Psychopharmaka!

Wir Menschen sind auf der Erde, um unser Leben in allen seinen verschiedenen Facetten möglichst gut und vielfältig zu gestalten. Gestaltungsmöglichkeit und Entwicklungsfähigkeit hängen natürlich auch von der körperlichen, geistigen und seelischen Gesundheit ab. Insofern sind Medizin und Gesundheit eigentlich Mittel zum Zweck: Entscheidend ist die Verbesserung der Lebensqualität für alle Menschen, auch für den chronisch kranken, alten oder behinderten Menschen.

Gesundheit – ein leicht dahergesagter Begriff

Darum geht es in der Medizin: Um die Erhaltung bzw. Verbesserung der Qualität der körperlichen und seelischen Verfassung aller Menschen. Die Forderung „Gesundheit für alle" ist eigentlich paradox – richtig, doch auch unsinnig.

Was ist nun eigentlich Gesundheit? Dazu gibt es vermutlich so viele Antworten, wie es Kulturen, Religionen und Regierungen gibt. In der Antike wurde Gesundheit mehr in kosmologischen Zusammenhängen gesehen. Im christlichen Mittelalter gehörte auch das Ertragen von Leid dazu. Für die Chinesische Medizin ist es die immer wieder auszubalancierende und letztlich nie konstante Harmonie von Yin und Yang, und für Sigmund Freud ist ein wesentliches Element der Gesundheit die Fähigkeit zu lieben und zu arbeiten. Andere formulieren „gesund ist, wer Reichtümer besitzt". Und die Weltgesundheitsorganisation (WHO)?

Nach der Definition der WHO ist „Gesundheit der Zustand des völligen körperlichen, geistigen und sozialen Wohlbefindens und nicht nur das Freisein von Krankheit und Gebrechen". Diese Definition, die schon seit mehr als zwanzig Jahren existiert, müsste aus heutiger Sicht noch um den ökologischen Aspekt einer gesunden Um- und Mitwelt ergänzt werden.

Hier ist ein Ideal formuliert, dem sich die Politik und das Handeln immer nur annähern können – aber auch annähern müssen. Es ist eine bleibende Aufgabe.

Deshalb ist es wichtig, dass wir mit dem gigantischen heutigen Wissen konstruktiv umgehen, die Erde weiter bewohnbar machen und kulturell entwickeln, so dass alle Nationen zusammenleben können. Gefordert ist im Zeichen der Globalisierung und der sogenannten Informations- und Wissensgesellschaft die Rückbesinnung jedes Einzelnen auf die Ebene der globalen Geschwisterlichkeit, der Humanität.

Therapieren sehe ich also in einem gesamtgesellschaftlichen Wechselbezug. Eine humane, ganzheitliche Medizin und Therapie zwischen High-Tech und Naturheilkunde muss Vorrang haben vor allen Kosten- und Kapitalinteressen. Es geht um nichts anderes als ums Heilen und um Vorsorge bzw. Verhinderung von Krankheiten in der Medizin.

Ehe wir, angeregt von der neuen Gesetzeslage in den Niederlanden, über Sterbehilfe und Euthanasie nachdenken, um damit vielleicht noch die Kosten zu drücken, müssen wir erst einmal unser Gesundheitssystem in Richtung auf ein ganzheitliches Therapiekonzept kultivieren und die vielen Möglichkeiten einer nachhaltigen Medizin und der Gesundheitswirtschaft konsequent aufbauen, die in dieser Branche verborgen schlummern.

Ärztliches Handeln heißt auch Begleitung im Sterben

Vor ein paar Jahren erhielt ich morgens einen Anruf. Zunächst wusste ich nicht, welcher meiner Brüder es war. Es war Willi, und er fragte mich, ob es normal sei, dass man so wahnsinnige Rückenschmerzen haben könne und nach vier Stunden schon wieder Schmerzmittel nehmen müsse. Eine Antwort darauf fiel mir schwer, da es kaum möglich ist, anhand von telefonischen Auskünften ein klares Bild zu bekommen. Auch lagen keine kernspintomographischen Bilder vor, so dass ich ihm den Rat gab, diese anfertigen zu lassen.

Mein Bruder hatte abends eine für ihn sehr wichtige Ausstellungseröffnung in Berlin. Als Galerist stellte er namhafte Künstler aus. Er hielt also mit Unterstützung von Schmerzmitteln seine lang vorbereitete Rede und eröffnete die Ausstellung. Dies waren die letzten Stunden seines beruflichen Lebens.

Die Kernspintomographie der nächsten Tage zeigte eine diffuse Metastasierung in der Wirbelsäule. Die Gewebeproben, die an der Charité in Berlin entnommen wurden, ergaben eine aggressive leukämische Form eines Lymphknotenkrebses. Alle Therapieformen der modernen Medizin wurden angewandt, doch vergeblich. Die Chemotherapie in allen Variationen inklusive chemotherapeutischer Katheter in der Wirbelsäule war ebenso erfolglos wie die Ganzkörperbestrahlung und die anschließenden Knochenmarkstransplantationen. Herbert und ich hatten uns als Spender zur Verfügung gestellt; Herberts Zellen waren denen Willis am ähnlichsten. So erhielt Willi dessen Knochenmark. Aber es lag eine explosive Entwicklung des Tumors vor, wie man sie nicht so häufig sieht. Und sein Tod war nicht aufzuhalten.

Dabei war es Willi, der uns immer wieder tröstete. Der mit uns intensive Gespräche führte über Leben und Tod. Der keine Angst vorm Sterben hatte! Seit seinem 20. Lebensjahr hatte er sich, als Anhänger eines indischen Yogameisters, mit dem integralen Yoga befasst. Für ihn war sein Leben immer nur der Übergang zu einer göttlichen Welt im Hier und Dort. Die meisten Menschen, mit denen er zusammenkam, waren beeindruckt von seiner Ausstrahlung und seinem Witz, aber auch von seiner tiefen Spiritualität. Diese half ihm auch in den schweren Zeiten der körperlichen Qualen, die er während der kurzen Zeit seiner schweren Krankheit durchlebte.

Mit Willi führte ich auch lange Gespräche über Leben und Tod am Anfang meiner Arztlaufbahn. Unsere gemeinsame Überzeugung, dass ein Leben nach dem Tod wahrscheinlich sei, hat seit dieser Zeit unser Handeln und den Respekt vor dem Leben geprägt.

Erny war ein 23-jähriger Patient, der einen Lymphknotenkrebs mit einem riesigen Tumor am Hals hatte. Ich war Assistenzarzt, als ich ihn kennen lernte. Erny bekam schon früh einen Klinikkoller und bat mich, ihn ambulant zu betreuen. Dies rief große Aufregung in der Klinik hervor, da ambulante Chemotherapien damals nicht gerade üblich waren. Erny unternahm sogar mehrere Fluchtversuche von der Station. Aufgrund meiner guten Beziehung zu meinem Chef konnten wir den Versuch wagen, ihn aus der Klinik herauszunehmen. Später zog er dann bei uns zu Hause ein. Meine Frau und vor allen Dingen unsere beiden Kinder, damals drei und eineinhalb Jahre alt, freundeten sich sofort mit ihm an. Erny las ihnen häufig vor und spielte mit ihnen. Unsere Kinder waren begeistert von ihm und integrierten ihn ganz unbekümmert ins Familienleben.

Doch der Tumor entwickelte sich unaufhörlich weiter. Häufig hatte Erny Kreislaufprobleme, da der Tumor am Hals die Halsschlagader teilweise zudrückte. Immer wieder musste ich den Hausarzt bestellen bzw. ihn irgendwo in der Stadt notfallmäßig abholen. Dann waren Klinikaufenthalte nicht zu vermeiden. Ich hatte mich schon zu dieser Zeit mit den verschiedensten Formen der Schmerztherapie befasst, sowohl schulmedizinischer als auch naturheilkundlicher Art, besonders mit chinesischer Medizin. Erny profitierte davon, aber er blieb mehr und mehr im Bett. Tagsüber lag er in meinem Arbeitszimmer, damit er unter uns war und die Kinder sehen konnte.

Ich erinnere mich genau an die letzten Stunden seines Lebens. Ich habe in dieser Zeit tiefe Gespräche mit ihm, meinem Bruder und meiner Frau geführt.

Erny hatte große Angst vor dem Sterben. Immer wieder fragte er mich, ob ich nicht das Sterben verhindern könne oder was auf ihn zukommen würde. Nach anfänglichen Schwierigkeiten, über den Tod zu sprechen – ich war auf diese Situation weder im Studium vorbereitet worden noch gesprächsgeschult – hatte ich allerdings die Kraft, mich neben ihn zu setzen, ihn in den Arm zu nehmen und mit ihm darüber nachzudenken, dass das, was auf ihn zukommen würde, keiner von uns schon erlebt habe. Dass der Tod aber ein wesentlicher Bestandteil menschlicher Existenz und das irdische Leben nur ein Teil einer gesamten kosmischen Existenz sei. Wenn es einen Gott gebe – von dessen Existenz ich selbst überzeugt bin –, dann werde dieser sich seiner annehmen und ihn in einer neuen Welt beschützen. Erny lehnte sich zurück, hörte auf zu atmen und starb friedlich. Er blieb noch lange in meinem Bett, wir stellten Kerzen auf, der Pastor, seine Eltern und die Freundin kamen, und wir erlebten gemeinsam Stunden der Andacht und Besinnung.

Später habe ich versucht, diese Form der Gespräche und auch die Stimmung so in die Klinik zu übertragen, wie ich es mit Erny erlebt hatte. Natürlich ist es in der Klinik viel schwieriger, eine individuelle und persönliche Atmosphäre zu schaffen. Dennoch habe ich während meiner Zeit als Stationsarzt der Frauenkrebsstation an der Kieler Radiologischen Universitätsklinik viele Frauen bei ihrem letzten Atemzug begleitet. Immer wieder habe ich bei ihnen gesessen, die Hand gehalten und versucht, Ruhe zu geben und Andacht zu verwirklichen, allein oder mit Angehörigen. Auch Kerzen anzuzünden war nie ein Problem.

Gelernt habe ich aus diesen Erfahrungen, dass menschliche Nähe, Offenherzigkeit, Trösten auch in den schwierigsten Situationen sowie eine nichtkonfessionelle seelsorgerische Begleitung wesentliche Elemente ärztlichen Handelns sind, ganz besonders, wenn der Tod unmittelbar und unausweichlich bevorsteht. Dies ist ein Element, das weitgehend aus dem medizinischen Alltag, aber auch aus der westlich-schulmedizinisch orientierten Ausbildung ausgeblendet ist. Wir können noch so sensationelle Therapieverfahren entwickeln und technische Möglichkeiten haben, das Leben zu verlängern oder, was ich wirklich für absurd halte, uns zu klonen – Fürsorge, Barmherzigkeit und Seelsorge müssen eine zentrale Rolle im Rahmen einer menschlichen, einer liebevollen Medizin spielen. Wenn wir schon alle sterben müssen, sollten wir uns da nicht darauf vorbereiten und diesen letzten Teil unseres Lebens bewusst gestalten? Nicht die kontinuierliche Verdrängung, sondern neben einer „ars vivendi", einer „Kunst zu leben", wäre doch die „ars moriendi", die „Kunst zu sterben" – die Kunst, uns während des Lebens aufs Sterben vorzubereiten – wesentlich für ein angstfreieres Leben.

Wir wissen nicht, woher wir kommen und wohin wir gehen. Die Perspektive auf ein ewiges Leben im Jenseits oder ein geistig-seelisches

Fortbestehen in unseren Nachfahren kann beruhigen. Trotzdem wissen wir es nicht. Doch der Glauben daran macht stark, vor allen Dingen, wenn er dazu beiträgt, dass wir in Andacht und Umsicht unseren Globus pflegen, gut mit unseren Mitmenschen umgehen und uns darum bemühen, möglichst viele Augenblicke unseres irdischen Daseins bewusst zu erleben.

In der Geburt und im Tod sind wir ganz allein. Der Tod gehört zum natürlichen Lebenszyklus und sollte uns daher im Alltag bewusster sein. Hierbei könnte unsere europäisch-christliche Kultur vom Buddhismus, vom Hinduismus, aber auch vom katholischen Mexiko lernen. Der Tod wird dort als Freudenfest gefeiert – in Vorbereitung bzw. Erwartung der Wiedergeburt bzw. des jenseitigen Lebens des Verstorbenen. Und somit gehen auch die sterbenden Menschen in der Regel viel leichter mit ihrem nahenden Tod um. Der Tod wird aus einer anderen Perspektive betrachtet als bei uns. Wir beklagen den Verlust einer Person und betrauern doch häufig vor allem unsere eigene Vergänglichkeit.

Doch die Seele lebt! Dies habe ich durch den Tod meines Bruders gelernt. Er ist mir immer gegenwärtig – körperlos – und hilft mir, zu verstehen.

Der Arzt des Vertrauens

Gerade in medizinischen und menschlichen Extremsituationen, bei schweren oder gar tödlichen Erkrankungen, ist der „Arzt des Vertrauens" von immenser Bedeutung. Doch Vertrauen ist notwendig auf allen Ebenen der Arzt-Patienten-Beziehung und zu jedem Therapeuten, der einen versorgt. Und hierzu bedarf es der Zeit für Gespräche. Ohne persönliches Kennenlernen kann sich Vertrauen nicht entwickeln. Das ist wie im ganz normalen Alltag: Mensch bleiben.

Wichtig ist, dass Ärzte ihre Feinfühligkeit entwickeln, das Vermögen, sich in den Patienten, in seine Gefühle und Ängste hineinzuversetzen. Leider gibt es hierzu bei uns weder eine entsprechende Tradition noch eine Ausbildung. Wenn wir unsere eigenen Gefühle und Ängste nicht kennen oder nicht wissen, wie wir damit umgehen sollen, wie können wir dann Hilfe suchenden Menschen wirklich zur Seite stehen? Gerade in Fällen, wo schwerwiegende Diagnosen im Raum stehen, führt dies zu ungehörigen, manchmal auch unmenschlichen Situationen, in denen Patienten ohne Respekt Diagnosen „zwischen Tür und Angel" mitgeteilt werden. „Sie haben einen Tumor, laut Statistik sterben Sie in den nächsten fünf Jahren", so bekam vor kurzem ein Freund von mir von einem Arzt zu hören. Mein Freund war schockiert und total verzweifelt. Zu seinem Glück stellte sich die Diagnose dann später als falsch heraus! Dennoch: So können ein psychisches Trauma und lang andauernde Unsicherheit entstehen, auch wenn die Diagnose nicht stimmt.

Was ist daraus zu folgern? Erstens: Eine solche Situation darf grundsätzlich nicht entstehen. Zweitens: Der Arzt muss sich Zeit nehmen, um zu erklären und Ängste aufzufangen. Drittens: Jede Diagnose kann falsch sein oder sich als falsch erweisen. Darauf muss unbedingt hingewiesen werden. Viertens: Jedes Leben ist einmalig! Jeder Krankheitsverlauf ist anders. Statistiken können nichts Genaues über die individuelle Lebensdauer aussagen. Wir alle kennen Menschen, die die Prognose der Statistiken um Längen geschlagen haben. Ich erinnere mich an einen Patienten mit diffusen Lungenmetastasen, der vor dreißig Jahren nach einer Strahlentherapie die Klinik und den Arzt, der ihm mitteilte, er hätte noch ein Jahr zu leben, panikartig verlassen hat. Er kam auch zur Therapie nicht wieder. Er lebt heute noch! Fünftens: Wir Ärzte brauchen Supervisionen. Die externe Überprüfung des eigenen Verhaltens und des medizinischen Teams würde viele Probleme beseitigen. Auch die in meinen jungen Arztjahren propagierten Gesprächsgruppen von medizinischen Teams, benannt nach dem ungarischen Psychoanalytiker Michael Balint, sollten für Ärzte verbindlich sein. Bei diesem Ansatz geht es um die Integration von körper- und seelenbezogener Therapie sowie der psychotherapeutischen Reflexion unter Einbeziehung der „Droge Arzt". Wir nehmen etwa immer mehr wahr, dass es in der Medizin immer wieder zu Spontanheilungen – gerade auch bei Tumorkranken – kommt. Spontanheilung bei Krebs und anderen Erkrankungen, die Placebo-Forschung, aber auch die „Droge Arzt" wären für mich in der Medizin mit die wichtigsten Fragestellungen der Zukunft. Damit kämen wir endlich weg von vorgefertigten Allround-Therapien, die auf Erkenntnissen des statistischen „Mittelmaßes" fußen, hin zur Individualmedizin. Herbert Kappauf hat zu den Spontanheilungen ein wichtiges Buch geschrieben: „Wunder sind möglich".

Auch die Placebo-Forschung – die Forschung mit wirkstofffreien Medikamenten, also z. B. mit Pillen, die Traubenzucker enthalten, oder Akupunkturnadeln, die nicht stechen – hat vor allen Dingen eines deutlich gemacht: Menschliche Zuwendung ist ein Zaubermittel, das aus einem chemischen Nichts einen biologischen Vorgang macht. Es gibt viele Beispiele von Heilungen, die von sogenannten Heilern vollbracht wurden – also Nichtärzten, die auf einmal Warzen oder Hautausschläge verschwinden lassen bzw. Infektionen heilen. Im „Lancet", einer der angesehensten wissenschaftlichen Zeitschriften, ist unlängst von einem Wissenschaftler formuliert worden: „Der Arzt, der keinen Placebo-Effekt bei seinen Patienten bewirkt, sollte lieber Pathologe oder Anästhesist werden." Soviel zur Bedeutung des Vertrauens und der Zuwendung in der Medizin.

Jeder Arzt muss eine Diagnose erklären: zum Beispiel, warum welche Maßnahmen, etwa die Festlegung von Therapiekonzepten für Medikation oder Operation notwendig sind. Die Gründe muss er mit dem Patient besprechen. Und der Patient muss entscheiden oder zumindest mitentscheiden. Der Patient muss andererseits auch begreifen, dass Behandlungen manchmal lange dauern können oder auch nicht zur vollständigen Genesung führen. Es gibt eben keine ewige Gesundheit, die man beispielsweise mit einer Pille schlucken könnte. Mit diesen Vorstellungen kommen immer wieder Patienten zu uns. „Doktor, gib mir mal eine Spritze, mach mich schnell wieder gesund!" Doch die Hinweise und Ratschläge des Arztes beispielsweise für eine gesunde Ernährung, gesundes Verhalten usw. wird ein Patient umso eher annehmen und umsetzen, je glaubwürdiger sein Arzt ihm erscheint und je größer sein Vertrauen ist.

Gerade in schwierigen Situationen sollte der Arzt auch die Lage der Angehörigen berücksichtigen und deren Verhalten ernst nehmen. So kann es vorkommen, dass sich Angehörige von einem Schwerkranken zurückziehen, weil sie einfach nicht mehr können und überfordert sind. Wenn der Arzt dies begreift und im sozial-therapeutischen Netzwerk entsprechende Hilfen mobilisieren kann, ist das auch für den Patienten wiederum eine sehr große Unterstützung.

Jeder Mensch braucht eine ärztliche Vertrauensperson. Das kann der Hausarzt sein, könnte aber auch ein Facharzt sein. Hauptsache, die Harmonie stimmt.

Gesundheit ist billiger als Krankheit

Gesundheit ist für jeden einzelnen Menschen ein wesentliches Bedürfnis. Und dies hat auch eine gesamtgesellschaftliche Dimension. Nur wenn möglichst viele Menschen in einem Land gesund sind, können sie durch ihre Leistungen für Wohlstand sorgen. Ein hoher Krankenstand schwächt nicht nur nachhaltig die Wirtschaft, auch die Gesellschaft nimmt Schaden. Ist die Bevölkerung gesund und stimmen die Arbeitsbedingungen, führt dies zu steigender Leistungsfähigkeit und einem Plus an Lebensqualität. Wenn das Stimmungsbarometer innerhalb der Gesellschaft nach oben zeigt, sind die Menschen motiviert und leistungsbereit. Dies wirkt sich entsprechend auf die volkswirtschaftliche Produktivität aus. Für die Wettbewerbsfähigkeit der Wirtschaft spielt die Medizin somit eine entscheidende Rolle: Bietet sie erfolgreiche Therapien, können erkrankte Arbeitnehmer schneller an ihren Arbeitsplatz zurückkehren. Verfügt sie über praktikable Präventionsprogramme, werden gesundheitliche Probleme verringert, oft sogar verhindert. Auf diese Weise können Lohnnebenkosten gesenkt werden, und die wirtschaftlichen Rahmendaten verbessern sich. Gerade unter den Bedingungen der globalen wirtschaftlichen Konkurrenz ist es wichtig, den eigenen Standort mit seinen spezifischen Vorzügen zu stärken. Um dieses Ziel zu erreichen, wird es unumgänglich sein, die Leistungsfähigkeit und das Wohlbefinden der arbeitenden Bevölkerung konsequent zu verbessern.

Die gesellschaftliche Bedeutung von Gesundheit: Potenziale der Gesundheitswirtschaft

Die deutsche und europäische Hochleistungsmedizin genießt in der ganzen Welt einen hervorragenden Ruf. Bislang wurde jedoch noch nicht wahrgenommen, dass in Verbindung mit der modernen Medizin- und Biomedizintechnik sowie der Forschung und Entwicklung ein enormes Potenzial liegt. Es gilt, dieses Reservoir an Möglichkeiten als Standort- und Exportfaktor zu erschließen. Wir müssen dazu allerdings auch begreifen, dass Gesundheitswirtschaft mehr ist als die reine medizinische Versorgung und Forschung. Sie umfasst die Medizin und die assoziierten Branchen wie Sport, Fitness und Wellness, Ernährung, Bekleidung, Wohnen, Umwelt, Medien und Verlagswesen bis hin zum Handel und Gesundheitstourismus. Hinzu kommen die Medizintechnik, die Pharmazie – einschließlich der naturheilkundlichen –, die Biogentechnik, die Steuerungs- und Mikrosystemtechnik sowie Umwelttechnik und Logistik. Die Gesundheitswirtschaft hat damit eine bisher ungeahnte Tragweite. Wir sprechen nicht mehr von Kosten, sondern von Wirtschaftskraft, Arbeitsplätzen, Know-how und Innovation, verbunden mit hochwertiger medizinischer Versorgung. Um für diese Sichtweise Bereitschaft und Akzeptanz zu erreichen, wird das Marketing eine entscheidende Rolle spielen, z. B. mit einer internationalen Marketingkampagne „Gesundheitswirtschaft Med. in Europe" – also Hochleistungsmedizin aus Europa – sollte meiner Auffassung nach sofort begonnen werden. So käme endlich die längst überfällige Aufbruchsstimmung zustande, in der dann alle betroffenen Branchen einschließlich der Patienten mitmachten!

Gesundheitswirtschaft als Wachstumsmotor Nr. 1

Worüber die Verantwortlichen in Politik, Medizin und bei den Krankenkassen im Kontext der Reformbemühungen heute im Wesentlichen sprechen, sind Fragen der Kosten und Budgets. Man spricht über die „Kostenexplosion" – die es in Wirklichkeit gar nicht gibt! Dieses erstaunliche Fazit des vom Bundesministerium für Wirtschaft und Technologie beauftragten Gutachtens des Deutschen Instituts für Wirtschaftsforschung ist jedoch kaum wahrgenommen worden: Die Ausgaben für das Gesundheitswesen sind seit 1975 mit ca. 13 Prozent des Bruttoinlandsproduktes in Deutschland fast konstant geblieben, obwohl seit Jahren eine Reihe von versicherungsfremden Leistungen darin enthalten sind, wie beispielsweise Mutterschaftsgeld, Krankengeld oder Sterbegeld. Die „Explosion" des Beitragssatzes in der gesetzlichen Krankenversicherung ergibt sich vielmehr aus den mangelnden Beiträgen, den Defiziten auf der Einnahmeseite (bedingt durch die Zunahme von Arbeitslosen, Frührentnern usw.).

Die gesellschaftliche Herausforderung liegt also darin, auch in der Gesundheitsreformdebatte innovative Konzepte zur Schaffung von Arbeitsplätzen zu entwickeln und umzusetzen. Statt einer wirklich inhaltlichen Auseinandersetzung und der Suche nach langfristig tragfähigen sowie sozial gerechten Lösungen werden aber kurzerhand alle Negativ-Argumente aus der Kostendiskussion übernommen: Kosten und Leistungen müssten reduziert werden, die Patienten sollten sich darauf gefasst machen, künftig neben ihren Krankenkassenbeiträgen mehr medizinische Leistungen selbst bezahlen zu müssen usw. Kalkulieren diese Reformer letztlich eine Entsolidarisierung des Gesundheitswesens mit ein? Ich halte diese Entwicklung für äußerst problematisch, denn gerade die integrative Leistung des deutschen Gesundheitswesens, das über Jahrzehnte hinweg aufgebaut wurde, bildet eine große gesellschaftliche Klammer. Will man diese Errungenschaft leichtfertig verspielen?

Wenn uns nichts Kreativeres einfällt als rigoroses Sparen, dann besteht die Gefahr, dass viele chronisch kranke Menschen es in Zukunft noch schwerer haben, ausreichende Hilfe zu bekommen. Die Folgen werden für alle dramatisch sein.

In der Medizin stecken enormes Know-how und Potenzial. Einige Zahlen machen dies deutlich: In unserem Gesundheitswesen in Deutschland sind derzeit, wenn man Pharmazie und Medizintechnik hinzurechnet, etwa 4,2 Millionen Menschen beschäftigt, in über 800 verschiedenen Berufen. Dies sind rund 12 Prozent aller Berufstätigen. Wenn man bei dieser Betrachtung medizinnahe Bereiche wie Gesundheits- und Wellnesstourismus, aber auch neue technische Bereiche hinzunimmt wie Forschungsinstitute oder bundesweite Technologiezentren, die zunehmend mehr Bio- oder Medizintechnik entwickeln, das Gesundheits-Handwerk und andere technische Kooperationspartner sowie die Sportbranche und die Textil- oder Ernährungsindustrie, kommt man sogar auf wesentlich mehr als nur 4,2 Millionen!

Mit Begeisterung erinnere ich mich an die 60er und 70er Jahre, als viele Bergarbeiter im Ruhrgebiet umgeschult wurden zu Pflegern, Masseuren, medizinischen Bademeistern oder sonstigen Berufen aus dem medizinischen Bereich. Hier fand ich als aktiver Sportler bei meinen zahlreichen Verletzungen in den Krankenhäusern und Praxen eine phantastische Stimmung und Versorgung vor. Die Kumpels von damals waren und sind ganz liebevolle medizinische Betreuer geworden. Aus dieser Ruhrgebietsgeschichte könnte man lernen, wie bzw. dass grundlegende Umstrukturierungen möglich sind.

Von großer Bedeutung sind meines Erachtens in diesem Kontext auch die Forschungsergebnisse von Leo A. Nefiodow, einem bekannten

Konjunkturforscher. Er schätzt den Gesundheitssektor als den „Mega-markt der Zukunft" ein (Der sechste Kondratieff. Wege zur Produkti-vität und Vollbeschäftigung im Zeitalter der Information). Nach Nefio-dow gibt es unterschiedliche Formen der Innovation in der Weltwirt-schaft. Die Neuerungen bringen üblicherweise nur begrenzte Verände-rungen mit sich. Es gibt aber auch Innovationsentwicklungen, die das Tempo und die Richtung der Weltwirtschaft über mehrere Jahrzehnte bestimmen und zu einem kräftigen Wachstumsprozess führen. Man nennt sie Basisinnovationen, weil sie die Auslöser für die langen Kon-junkturwellen, die sogenannten Kondratieffzyklen, sind. Benannt sind diese Zyklen nach dem russischen Wirtschaftswissenschaftler Nikolai D. Kondratieff, der in den 1920er Jahren in Moskau die Theorie der lan-gen Wirtschaftszyklen entwickelte. Wenn es gelingt, so Nefiodow, die Basisinnovationen zuverlässig und rechtzeitig zu erkennen, dann kann die wissenschaftliche, technische, wirtschaftliche und gesellschaftliche Entwicklung von Jahrzehnten vorausgesagt werden.

Nefiodow führt aus, dass der Sektor Gesundheit als Basisinnovation im 21. Jahrhundert prägend sein wird. Aus dem Wissen über die Wir-kungsweise von Konjunkturlangwellen und Basisinnovationen ergibt sich eine Fülle von Gestaltungsmöglichkeiten für uns: „Mit Hilfe der Langwellen-Ökonomie sind wir heute in der Lage, die großen Bedürfnis-felder frühzeitig zu erkennen, die die nächste lange Phase der Konjunk-tur tragen werden. Ja, wir sind sogar in der Lage, mehr Bedürfnisfelder zu identifizieren, als erschlossen werden können. Wir müssen deshalb nicht mehr jede kurzfristige Marktchance wahrnehmen, die neue Ar-beitsplätze verspricht, sondern können es uns erlauben, nur jene Märkte gezielt zu erschließen, die die geringsten Risiken und den größten Nut-zen für uns bringen."

Es fehlt bei uns noch an der integrativen Gesamtbetrachtung, d. h. dem wirtschaftlichen Ansatz und dem Begreifen des Potenzials, das im Gesundheitswirtschaftsbereich liegt: Medizintechnik-Entwicklungen, Ex-port, Fitness, Wellness, Gesundheitstourismus. Die höchst unterschied-lichen Interessen der einzelnen Akteure kommen erschwerend hinzu. Doch solange die Entscheider in der Politik nicht selbst über ausreichend aktuelles Wissen auf den komplexen Feldern Medizin und Gesundheit verfügen und ihrerseits zu wenig vernetzt denken oder agieren, werden die Partikular- und Lobbyinteressen auch weiter ungehindert regieren.

Dreh- und Angelpunkt ist für mich, die Investitionen im Gesundheitssystem nicht mehr unter dem Aspekt der Kosten zu begreifen, sondern deren Nutzen wahrzunehmen. Investitionen in das Gesundheitswesen sollten in erster Linie Investitionen in die gesellschaftliche Entwicklung sein, und zwar im ganzheitlichen Sinne, nämlich medizinisch, wirtschaftlich, ökologisch und sozial.

Selbst wenn es stimmt, dass kurzfristig Überkapazitäten in Krankenhäusern vorhanden sind, ist es verantwortungslos und fahrlässig, diese einfach zu kappen und Tausende von qualifizierten Kräften in die Arbeitslosigkeit zu entlassen. Es geht vielmehr darum, neue Konzepte in einem ganzheitlichen Ansatz zu entwickeln. Wenn Arbeitsplätze in einem Bereich abgebaut werden, so wäre es wünschenswert, dass sie in ähnlicher Qualifikation auf neuen Tätigkeitsfeldern und in neuen Arbeitsverhältnissen bald in einem anderen Sektor wieder zur Verfügung stehen.

Dieses Ziel werden wir jedoch vermutlich nicht erreichen, solange die Politikfelder Gesundheit und Wirtschaft in unterschiedliche Ministerien getrennt sind. Aus diesem Grund plädiere ich für eine Zusammenlegung in ein gemeinsames Ministerium für Gesundheitswirtschaft.

Kapitel 2
Brücken zwischen High-Tech
und Naturheilkunde

Eine ganzheitliche Behandlung als Ziel

Oft werde ich als „High-Tech-Mediziner" bezeichnet. Das hängt mit der medizinischen Fachrichtung Radiologie zusammen, und unter „Mikro-Therapie" können sich viele erst einmal nichts Genaues vorstellen. Aber was heißt eigentlich High-Tech-Mediziner? Ich selbst setze natürlich High-Tech ein, also z. b. die großen bildgebenden Tomographiesysteme mit modernen Rechnern. Aber diese Geräte ermöglichen mir erst den genauen Einblick in den Körper: Wie Mikroskope in die Zellen hineinsehen können, können radiologische Bildsysteme als „Makroskope" Organe, Nerven oder Gefäße sichtbar machen, so dass ich dann, gleichsam im Kontrast zu den Großgeräten, kleine und kleinste Instrumente – auch wieder High-Tech – zu einer schonenden Behandlung einsetzen kann, dies alles unter der Devise: „Weniger ist mehr. Micro is more." Prinzipiell kombiniere ich High-Tech- mit Low-Tech-Maßnahmen, z. B. wird die tomographische Diagnose von kleinen Bandscheibenläsionen mit Wirbelsäulen-Gesundheitsförderungsprogrammen oder die Mikrokalkdiagnostik in den Gefäßen mit Ernährungs- und Herz-Kreislauf-Trainingsprogrammen verbunden im Sinne einer ganzheitlichen, optimalen Behandlung.

Wir sind gesünder und haben einen höheren Standard an medizinischer Versorgung als je zuvor. Anfang letzten Jahrhunderts wäre ein Achtzigjähriger, der eine Lungenentzündung überlebt hätte, als Wunder bestaunt worden. Über Jahrtausende gehörte Blindheit im Alter zum normalen Alltag. Die Kindersterblichkeit ist durch Antibiotika oder Impfungen drastisch reduziert worden. Wir operieren am offenen Gehirn oder Herz, setzen Herzschrittmacher ein und können einige Krebskrankheiten heilen. Durch moderne Pharmazie können Ängste und Depressionen behandelt werden. Doch das Vertrauen der Menschen in die

Medizin schwindet weltweit proportional zur Kostendiskussion. Frustration und Unzufriedenheit überall – auch bei uns Ärzten. Aus dem Traumberuf wird manchmal ein Albtraum. Die Kunst des Heilens geht, so fürchte ich, verloren. Statt heilen reparieren und kranksparen – das scheint die Maxime unserer Zeit geworden zu sein.

Der Einsatz von High-Tech in der Praxis oder im Krankenhaus führt nicht zwangsläufig zu einer kalten, unpersönlichen „Apparatemedizin". Moderne Hochleistungsmedizin und ein liebevoller Umgang mit dem kranken Menschen sind grundlegende Prämissen meines ärztlichen Handelns, die ich in den gesamtgesellschaftlichen Arbeits- und Wirtschaftszusammenhang integriert wissen möchte. Ganz wesentlich ist es mir auch, Brücken zu schlagen zwischen High-Tech und Naturheilkunde. In meinem Verständnis einer Ethik des Heilens fügt sich beides zu einem harmonischen Ganzen, zu einer „liebevollen Medizin". Und diese ist keine Utopie.

Volkskrankheiten

Wir sollten uns in der Medizin schwerpunktmäßig auf die Vorsorge und Behandlung von Volkskrankheiten konzentrieren. Die Weltbevölkerung wächst kontinuierlich. Geht man heute von 6 Mrd. Menschen aus, so werden es Schätzungen zufolge im Jahr 2020 bereits 8 Mrd. sein. Der Anteil der Menschen, die dann über 65 Jahre alt sind, liegt bei 10 Prozent, während es 1997 noch 6,6 Prozent waren. Die Zahl der älteren Menschen wird also von 390 Mio. auf 800 Mio. zunehmen. Die Ursachen für diesen einschneidenden demographischen Wandel sind die steigende Lebenserwartung, der Rückgang der Infektionskrankheiten sowie der allgemeine Geburtenrückgang oder, besser gesagt, die Stagnation der Geburtenrate auf niedrigem Niveau, jedenfalls in den westlichen Industrienationen. Wir werden – statistisch gesehen – also alle älter. Die medizinischen Folgen sind chronische Krankheiten, in erster Linie Zivilisationskrankheiten (Herz-Kreislauf-Erkrankungen, Krankheiten des Bewegungsapparates, Tumore). Diese werden genauso zunehmen wie die funktionellen Störungen und die Multimorbidität (Vielfacherkrankungen besonders im Alter). Etwa 80 Prozent aller Todesursachen in den industrialisierten Ländern der „ersten Welt" gehören in diese Krankheitsgruppe. Es ist erkennbar, dass der Bedarf an konventionellen und innovativen medizinischen Produkten, Pharmazeutika und Dienstleistungen steigen wird. Natürlich sind die gesundheitlichen Probleme von Entwicklungsländern ganz andere als die der westlichen Industrienationen: Armut bringt einen Mangel an Hygiene, die Verbreitung von Infektionskrankheiten, Krankheiten als Folge von Mangelernährung usw. mit sich. Ich beziehe mich hier im Wesentlichen auf die Situation in den westlichen Ländern, wo auch die allgemeinen Volkserkrankungen wie Diabetes, Asthma, Allergien, Rheumatismus zunehmen.

Die inneren Störungen der modernen Industriegesellschaften haben inzwischen einen Umfang erreicht, der den Wachstumsprozess und damit auch die Lebensqualität erheblich beeinträchtigt. In Deutschland haben 40 Prozent der Arbeitnehmer innerlich gekündigt. Die Summe, die durch die jährliche Umweltzerstörung entsteht, entspricht rund zehn Prozent des Weltsozialprodukts. Das waren 1996 rund 2800 Mrd. US-Dollar. In den Industrieländern werden 14 Prozent der Bevölkerung als psychisch krank eingestuft. Angst verursacht in Deutschland jährlich Schäden in Höhe von etwa 60 Mrd. Euro. Mit Angstgefühlen gehen auch Führungskräfte täglich in ihre Büros. Stress am Arbeitsplatz verschlingt weitere 60 Mrd. Euro (nach Nefiodow). Die Betrachtung der riesigen Aufwendungen im Gesundheitswesen macht deutlich, wie notwendig es ist, dieser Entwicklung gegenzusteuern und gleichzeitig in Gesundheit, Bildung und Sozialsysteme zu investieren.

Eine Technikoptimierung in der Medizin genügt also nicht. Die Zunahme von Depressionen und psychischen Erkrankungen in den westlichen Industrie- und Leistungsgesellschaften spricht für sich. Jeder Mensch muss ganzheitlich, als Individuum behandelt werden.

Welche modernen und neuen Therapie- und Operationsverfahren werden in Zukunft die medizinische Versorgung im Alltag optimieren sowie bisher schwierige und aufwändige Verfahren vereinfachen? Hierzu einige Beispiele (Beispiele zu den modernen Dignoseverfahren sind im Anhang aufgeführt).

Verlängerte Augen: Minimal invasive endoskopische Verfahren

Die minimal invasive Therapie (MIT) ist ein sehr junges Gebiet in der Medizin. Der Begriff wurde erstmals 1989 in der Fachwelt gebraucht. Es waren zunächst Internisten, speziell Gastroenterologen, Kardiologen, aber auch Radiologen, die auf dem Gebiet der minimal invasiven Therapie zu arbeiten begannen. Erst nach einiger Zeit beanspruchte die Chirurgie dieses Feld für sich. Lange ehe endoskopische Eingriffe in der Chirurgie zur Routine wurden, führten Internisten endoskopische Operationen mit Hilfe der Spiegelung des Magen-Darm-Kanals durch.

Heute verweist die Bezeichnung „minimal invasiv" auf Verfahren, die offene Eingriffe mit großen Gewebeschnitten von mehreren Zentimetern durch Operationen auf kleinstmöglichem Raum unter Zuhilfenahme von Mini-Endoskopen und Kathetern ersetzen. Das operative Instrumentarium, das bei der MIT zum Einsatz kommt, wurde so stark miniaturisiert, dass es in der Regel einen Durchmesser von 1 bis 2 Zentimetern, manchmal nur Millimetern aufweist.

Was noch vor wenigen Jahren als experimentelles Verfahren in der Chirurgie galt, hat sich heute als Routineeingriff etabliert. Heute werden endoskopische Operationen in allen chirurgischen Fachdisziplinen durchgeführt. Die Vorteile für den Patienten sind immens. Da das Gewebe bei einer Operation nur in geringem Ausmaß geschädigt wird, sind auch die Schmerzen nach einem Eingriff weniger stark. Dies wiederum ermöglicht, dass der Patient seine Beweglichkeit rascher zurückerlangt und viel früher wieder nach Hause zurückkehren kann. Doch auch diese Methode hat eine Reihe von Nachteilen – allerdings eher für den Operateur. Enge Zugangswege zu den zu operierenden Körperstellen beschränken die Möglichkeiten des Operateurs erheblich. Die endoskopische Sicht auf das Operationsgebiet ist dem direkten Sehen deutlich unterlegen, besonders wenn es um die Auslösung und den Kontrast von Gewebe geht. Beim endoskopischen Operieren geht für den Operateur auch der Tastsinn, d. h. die Sensorik „verloren". Die winzigen Instrumente müssen in kleinen Operationskanälen bewegt werden. Daher sind intensive Schulung und Trainingsmöglichkeiten wichtig. Gleichzeitig ist die Forschung dabei, neue Technologien zu entwickeln, die den Verlust der sensorischen Funktionalität und den eingeschränkten Bewegungsspielraum durch endoskopische Sensorik und Instrumentenbeweglichkeit kompensieren.

Bei folgenden Eingriffen werden die endoskopischen minimal invasiven Methoden bereits routinemäßig durchgeführt: Magen-Darm-Spiegelung mit Gewebeentnahme (Biopsie), Gallenblasenentfernung, Blinddarmentfernung, Operation des Leistenbruchs, Operationen im Magen-Darmkanal, Eingriffe in den Harnwegen, Bauchspiegelung in der Frauenheilkunde, Spiegelung fast aller Gelenke und endoskopische Operationen im Gehirn.

Die faszinierendste endoskopische Technologie allerdings habe ich in Leipzig bewundern können. Dort werden im Herzzentrum Bypässe endoskopisch und mit Navigationshilfe operiert. Hierbei sitzt der Operateur außerhalb des Operationssaales und bewegt am Computer einen Steuerknüppel. Damit näht er millimeterkleine Gefäße unter vergrößerter mikroskopischer Sicht mit einer winzigen Nadel.

So viel wie nötig, so wenig wie möglich: die Mikro-Therapie

Die Mikro-Therapie ist eine Form der Mikromedizin, der sich aus der Zusammenführung von Mikrochirurgie, interventioneller Radiologie, minimal invasiver Chirurgie und Schmerztherapie entwickelt hat. Dabei haben mich die mikrooperativen Instrumente und Techniken vor allen Dingen in der Augenheilkunde und auch der Neurochirurgie sehr früh begeistert. Ich bewundere immer wieder die Mikrooperateure der Augen- und Nervenchirurgie: Einen ein Millimeter großen Schnitt ins Auge zu machen und dann noch eine halb so große neue zusammengeklappte Linse durch den Spalt schieben zu können, das ist phantastisch – vor allem, wenn der Patient danach scharf sehen kann.

Mit der Schnittbildtechnologie von Computertomographie (CT), Kernspintomographie (MRI) sowie der ultraschnellen Elektronenstrahltomographie (EBT) ist es möglich geworden, von jeder zu diagnostizierenden und behandelnden Körperregion qualitativ äußerst hochwertige, transparente Bilder herzustellen. Im Gegensatz zur klassischen Chirurgie und auch der Endoskopie stehen dem Arzt mit dem Schnittbildverfahren transparente Bilder durch das gesamte Operationsfeld zur Verfügung. Bisher konnte der Arzt nur die Strukturen erkennen, die er direkt mit seinen eigenen Augen sehen konnte, besser gesagt mit seinen durch das Endoskop „verlängerten" Augen. Nun können vom Nabel bis zum Halswirbel, von der Nasenspitze bis zum Hinterhaupt alle Gewebestrukturen sicher erkannt und unterschieden werden. Es ist, „als würde man ein Zimmer durchs Schlüsselloch tapezieren"!

Computer- und schrittweise auch Kernspintomographen werden bis heute fast ausschließlich zu diagnostischen Zwecken eingesetzt. Aber diese Technologie hat das Potenzial, die minimal invasiven medizinischen Verfahren entscheidend voranzubringen. Denn die Tomographen erlauben eine überlagerungsfreie Darstellung des menschlichen Körpers. Anders als beim Röntgen stören davor oder auch dahinter liegende Organe beim Aufnehmen nicht mehr. Organe mit besonders starker Eigenbeweglichkeit wie Herz, Lunge, Darm- und Gefäßsystem sind mit diesen Geräten in sämtlichen Schichtachsen darstellbar. Die ultraschnellen Systeme bringen hier hervorragende Ergebnisse. Durch das hohe Orts- und Dichteauflösungsvermögen der Tomographen sind winzige Strukturen wie kleine Bandscheibenvorfälle, Mini-Tumoren und winzigste Gefäße auch in unmittelbarer Nähe von Nerven deutlich sichtbar. Durch diesen technischen Fortschritt lassen sich Instrumente gezielt und sicher auf die zu behandelnden Regionen steuern.

Die kleinsten Instrumente, die heute eingesetzt werden, haben bei Mikro-Endoskopen einen Durchmesser von 0,3 mm, bei Laserfasern von 0,2 mm, bei Mikro-Zangen von 0,2 mm und bei Hochfrequenzsonden zum thermischen Schneiden von 0,3 mm. Alle diese Instrumente können mit Hilfe der tomographischen Sichtsysteme mit einer fast mikroskopischen Punktionsgenauigkeit bis zu 1 mm^3 äußerst präzise und genau an den Ort des Krankheitsgeschehens gebracht werden. Ich habe die Tomographen in Analogie zu den Mikroskopen als „Makroskope" bezeichnet. Mit einem Mikroskop können wir in die Zellen hineinblicken: Zellverbände werden genauso sichtbar wie Zellwand oder Zellkerne. Mit „Makroskopen" sehen wir Nerven, Gefäße, Muskulatur, Sehnen, Darm usw. Diese Tomographie-Geräte sind heute bei schwierigen Eingriffen nicht mehr wegzudenken, und die Behandlungen werden schmerzfreier.

Kombination von Mikroinstrumentarien und simultaner Bildgebung

Das besondere Merkmal der Mikro-Therapie ist die Benutzung von Instrumenten in Miniaturform. Dies können Laser, Endoskope und Operationsbestecke sein, die zusammen mit Schnittbildern des menschlichen Körpers eingesetzt werden. Miniaturisierte Instrumente und Mikro-Operationsverfahren können nur dann durchgeführt werden, wenn die Steuerung zur Positionierung der Instrumentenspitzen auf einem überaus präzisen Niveau gewährleistet ist. Die transparente und hochauflösende Bildgebung von tomographischen Systemen leistet dies in zwei-, aber auch in dreidimensionaler Darstellung. Auf diese Weise können Behandlungen auch in unmittelbarer Nachbarschaft zu lebenswichtigen Strukturen wie Nerven, Rückenmark oder Gefäßen in sämtlichen Körperregionen sicher und schmerzlos durchgeführt werden. Es kommt nur in sehr seltenen Fällen zu Komplikationen, so dass diese Eingriffe zunehmend ambulant vorgenommen werden.

Man unterscheidet zwei Formen der Mikro-Therapie: die mikrotherapeutische Medikamenteneinbringung und die mikrotherapeutischen Operationsverfahren.

Vor einiger Zeit kam eine bedrückte alte Dame in Begleitung ihrer Tochter zu mir. Sie war geistig sehr rege und hochcharmant. Sie wirkte mindestens zehn Jahre jünger und hatte, wie viele Menschen der älteren Generation über 70, heftige lokale Rückenschmerzen in der unteren Hälfte der Wirbelsäule, weniger beim Gehen, sondern vor allem beim Sitzen, ganz besonders beim Kartenspielen.

Zur Mikro-Therapie gehört auch die Beseitigung von Schmerz mit einfachen Mitteln – wie bei dieser Kartenspielerin. Die Patientin musste ca. zehn Mal von mir behandelt werden. Sie hatte wie viele Menschen über 50 eine Arthrose der kleinen Gelenke; dabei waren insbesondere einige kleine Gelenke zwischen den Rippen und der Wirbelsäule betroffen. Diese wurden mit einigen Tropfen hochprozentigem Alkohol neurolysiert. Die Patientin blühte auf, konnte wieder sitzen und auch Karten spielen. Sie verließ mich mit strahlenden Augen.

Medikamente werden im Körper sichtbar

Sollen hochwirksame Pharmazeutika millimetergenau und unter äu-
ßerster Schonung des umliegenden Gewebes in die erkrankte Körperregion eingebracht werden, ist dies eine Aufgabe für die medikamentöse Mikro-Therapie. Die Behandlung wird unter der Prämisse „höchste
Konzentration des Medikaments an der erkrankten Stelle und geringste
Beeinträchtigung des gesamten Körpers" durchgeführt. So können rasch
und bei deutlich reduzierten medikamentösen Nebenwirkungen nachhaltige Erfolge erzielt werden. Beispiele aus der lokalen Tumorbehandlung sind das Einbringen von hochprozentigem Alkohol, Chemotherapeutika oder abwehrsteigernden Interferonen in Weichteiltumore in der
Leber, der Wirbelsäule und anderen Organen. Für den Patienten ist die
Behandlung so gut wie schmerzfrei, für den Operateur unter einer normalen Lokalanästhesie ohne besonderes Risiko durchführbar. Ganz
vorsichtig kann die Sondenspitze in den Tumor platziert werden. Der
Arzt überprüft dann, wie Medikamente das kranke Gewebe durchdrin-
gen. Diese Methode kann sogar im Rückenmarkkanal Anwendung finden. Aber auch in der Behandlung von hoch akuten und chronischen
Bandscheibenvorfällen ist die medikamentöse Mikro-Therapie hilfreich.
Bei dieser Methode werden in unmittelbarer Nähe des Bandscheibenvorfalls Medikamente zum Schrumpfen der Bandscheibe entweder durch
das Nervenaustrittsloch in der Wirbelsäule oder durch den Rückenmarkkanal eingebracht. Mit Hilfe einer Kontrastmittelgabe ist die Ver-
teilung der Medikamente sehr genau zu kontrollieren. Gefährdete Körperstrukturen wie Nerven und Gefäße werden unter strengen Sicher-
heitsaspekten geschont.

Zu den Anwendungsgebieten der medikamentösen Mikro-Therapie
zählen: punktuelles Einbringen von Arzneimitteln bei lokaler Tumortherapie, Bandscheiben-Protrusion, chronischem Bandscheibenvorfall,
schmerzhaftem Narbengewebe, Schmerztherapie im Bereich wirbel-
säulennaher Gelenke (Wirbelgelenke, Iliosakralgelenk [Kreuzbein-Be-
cken-Gelenk], Costovertebralgelenke [Rippen-Wirbelkörper-Gelenke]),
Osteoporoseschmerz, Trigeminusschmerz, chronischen Schmerzsyn-
dromen nach Herpesinfektionen, Raucherbein (zur Verhinderung der
Amputation) und Tumorschmerzen.

Operationen mit haarfeinen Instrumenten

Das Innovative an der Mikro-Operationsmethode liegt in dem Vorzug, dass Miniatur-Instrumente punktgenau in das Operationsgebiet eingeführt werden können, weil das erkrankte Körperareal für den Operateur mit Hilfe des Computertomographen uneingeschränkt einsehbar ist. Auf diese Art und Weise können aus allen Körperregionen Gewebeproben (Biopsien) entnommen werden. Auch Bandscheibenvorfälle und Knorpel in Gelenken lassen sich mit einem Mikro-Laser abtragen oder Tumoren durch lokale Erwärmung beseitigen.

Beim chronischen Schmerzsyndrom der Wirbelsäule verödet die Mikro-Operation mit Hilfe von Hochfrequenz, Thermotherapie oder hochprozentigem Alkohol kleine Nerven auf den Gelenkkapseln und befreit Menschen von starken Schmerzen. Dieser Verödungsvorgang wird ambulant, unter Verzicht auf Vollnarkose vorgenommen. Mittlerweile kann dieses Vorgehen auch auf Körperbereiche wie Hals- und Brustwirbelsäule angewendet werden, die bislang als hochriskant galten. Zu einem weiteren Bereich von Erkrankungen, die durch mikrotherapeutische Maßnahmen behandelbar sind, zählen: das Einbringen von Drainagen zur Flüssigkeitsentleerung, Gefäßstützen (Stents) zum Öffnen von verschlossenen Gefäßen (verschlossene Gallen- und Nierenwege durch Tumorwachstum), Implantationen von kleinen Reservoirs (Ports) zur Schmerztherapie und auch die Implantation von Elektroden (im Gehirn zur Parkinsontherapie). Entscheidend ist, dass von der Diagnose über die Therapie bis zur Dokumentation alles im und mit dem Tomographen möglich ist.

Diese innovativen Verfahren sind schon heute weitgehend als Routine-Eingriffe durchführbar. Hier tut sich ein großes medizinisches Anwendungsgebiet für die interdisziplinäre Zusammenarbeit auf. Wie sich bereits jetzt abzeichnet, wird die Mikro-Therapie künftig wesentlicher Bestandteil aller medizinischen Fachdisziplinen sein. Entscheidend für den Erfolg und die Nutzbarkeit des enormen Entwicklungspotenzials der Mikro-Therapie ist das Aufbrechen der Fächergrenzen. Zum Wohl des Patienten ist eine engagierte, interdisziplinäre Zusammenarbeit über die jeweiligen Fachgebiete hinaus geradezu zwingend.

Rückenschmerzen haben fast alle

Fast 80 Prozent aller Menschen der Industrienationen haben mindestens einmal in ihrem Leben Rückenschmerzen. Rückenschmerzen sind die häufigste Ursache für die Ausstellung von Arbeitsunfähigkeitsbescheinigungen. Das Spektrum reicht vom banalen Muskelschmerz über den Bandscheibenvorfall bis hin zu Metastasen. Häufig wird der Rückenschmerz chronisch. Die vergangenen 30 Jahre haben leider nicht dazu geführt, dieses Leiden einzudämmen. Im Gegenteil: Seitdem Massagen und andere körperbezogene Therapieverfahren von den Kassen nicht mehr bezahlt werden, ist ein wirksames Therapieelement verloren gegangen. Deshalb sind neue Ansätze gefordert, vor allen Dingen integrative Konzepte, die die Akuttherapie mit Rehabilitation und Vorsorge verbinden.

Der Fall von Frau Munter zeigt dies exemplarisch. Sie kam mit heftigsten Rückenschmerzen in mein Institut und klagte darüber, dass sie nur noch einige wenige Stunden in der Woche arbeiten könne und auch das nur mit stärksten Schmerzmitteln. Sie war an der unteren Lendenwirbelsäule voroperiert. Auf den Bildern der Kernspintomographie sah man ausgeprägtes Narbengewebe, welches bis an die Nervenwurzel reichte. Frau Munter drängte auf eine neue Operation, wenn ihr meine Lasermikrooperation nicht Linderung verschaffen könne.

Bei der körperlichen Untersuchung fiel eine umschriebene heftige Druckschmerzhaftigkeit im Operationsgebiet auf. Es gab keine Ausstrahlung in den Nervenbahnen der von Narbengewebe umgebenen Nerven. Es dauerte einige Zeit, um der Patientin klar zu machen, dass die Schmerzen vom Wirbelgelenk ausgingen.

Denn die Ausschaltung der kleinen Nerven auf der Gelenkkapsel mit ganz wenig hochprozentigem Alkohol machte die Patientin schmerzfrei. Direkt neben der Gelenkkapsel war ein Knochen des Wirbelbogens weggetrennt. Wie immer wieder nach Bandscheibenoperationen entstand in dieser Region eine geringe Instabilität, die dann zu einer chronischen Reizung des kleinen Wirbelgelenkes führte.

Die Neurolyse der kleinen Schmerznerven auf den Gelenken ist ähnlich wie die Wurzelbehandlung beim Zahnarzt, nur nicht schmerzhaft.

Frau Munter war sehr froh, dass sie nicht mehr operiert werden musste. Sie war so auf die Operation fixiert gewesen, dass sie der Therapie nur zögerlich zugestimmt hatte. Aber dann brauchte sie keine Schmerzmittel mehr und ging konsequent in die Krankengymnastik. Kurze Zeit später konnte sie wieder ganztags berufstätig sein.

Es gibt natürlich noch andere Formen des Nervenschmerzes, etwa beim chronischen Bandscheibenvorfall oder wenn Narbengewebe die Nerven einmauert. Es ist möglich, insbesondere wenn der Schmerz ausstrahlt, kleine Mengen Kortison und Kochsalz oder immunaktive Medikamente (aus dem eigenen Blut des Patienten hergestellt) mikrotherapeutisch unter Sicht direkt in die Nerven zu bringen. Dies ist nicht schmerzhaft, wird unter Lokalanästhesie durchgeführt, muss allerdings häufig wiederholt werden. Vor allem kommt es darauf an, mit dem Kochsalz wiederholt vorsichtig zu versuchen, Verklebungen oder das Narbengewebe vom Nerv zu trennen. Diese Therapieform gehört in geübte Hände, und der Patient, aber auch wir Ärzte, müssen Geduld haben. Ich erinnere mich an eine Patientin, die ich fast zwanzig Mal behandelte und die erst nach der zwölften Behandlung berichtete, dass die Schmerzen langsam nachließen. Am Ende der Therapie war sie fast beschwerdefrei. Sie hatte über zehn Jahre an starken Schmerzen des rechten Beines gelitten.

Eines Tages kam ein junger Mann zu mir. Herr Anton hatte einen Bandscheibenvorfall im Übergang der Lendenwirbelsäule zum Kreuzbein. Die Bandscheibe hatte den Nerv linksseitig im Nervenaustrittsloch eingeklemmt, und der Patient konnte den Fuß nur noch zum Teil selbst nach oben bewegen. Er hatte seit vielen Monaten eine sogenannte Fußheberschwäche aufgrund der Bandscheibenläsion und war arbeitsunfähig. Eine Operation lehnte er ab. Gemäß herrschender Lehrmeinung hätte er schon früher operiert werden müssen, da solche Formen der Fußheberschwäche eigentlich nicht rückgängig zu machen sind. Der Patient wurde von mir in Abständen von 14 Tagen mehrere Monate lang mikrotherapeutisch mit Medikamenten an der vorgefallenen Bandscheibe behandelt. Die Fußheberschwäche bildete sich fast komplett zurück, die Schmerzen verschwanden, und der Patient war wieder arbeitsfähig.

Diese Form der Therapie ist eine funktionswiederherstellende Therapie mit Schrumpfung der Bandscheibe durch Wasserentzug, also ein Operationsersatz. Man braucht nicht ins Krankenhaus, und es wird keine Vollnarkose benötigt. Der Eingriff darf nicht schmerzen, wenn er von ausgebildeten Mikro-Therapeuten durchgeführt wird. In der Regel sind auch weder Krankschreibung (kein Ausfall am Arbeitsplatz, kein Krankengeld) noch Schmerzmittel erforderlich. Im Gegenteil, die Schmerzmittel werden abgesetzt. Also ein Segen für den Patienten (Schmerzfreiheit), den Arbeitgeber (kein Arbeitsausfall), die Krankenkasse (kein Krankengeld) und die Familie!

Weiterhin habe ich einen Arztkollegen vor Augen, der einen Bandscheibenvorfall hatte und so gut wie bewegungsunfähig war. Er war ein überzeugter Operateur, der nur deswegen zu mir gekommen war, weil er nicht lange ausfallen wollte. Ich führte bei ihm eine mikrotherapeutische Operation mit einem Laser von 0,2 mm Größe durch. Schon während der Mikro-Operation waren die Schmerzen rückläufig. Der Kollege musste eine Woche pausieren, fing dann mit Rückentraining an und war wieder genesen. Er konnte dadurch selbst für diese Methode gewonnen werden.

Bei der Bandscheibenoperation benutzen wir auch Mikroendoskope von 2 mm bis zu 0,3 mm Größe, mit der wir in den Spinalkanal hineinschauen, um die Nerven und vorgefallenes Bandscheibengewebe direkt sichtbar zu machen; wir benutzten kleine Mikrozangen, um Gewebe herauszuholen, und auch neue thermische Verfahren zur Gewebeverdampfung.

Mittlerweile breitet sich die Mikro-Therapie in allen operativen Fachdisziplinen aus. Die CT bzw. kernspintomographisch gesteuerten Eingriffe sind meiner Überzeugung nach nicht mehr aufzuhalten und revolutionieren den chirurgischen Alltag: So können z. B. Operationen in den ambulanten Bereich verlagert werden und müssen nicht mehr in vollsteriler, sondern nur noch halbsteriler Umgebung durchgeführt werden. Wir könnten viele Patienten in Kompetenzzentren statt in Krankenhäusern behandeln. Viele Operationen ließen sich durch andere Therapiemaßnahmen oder durch minimal invasive Eingriffe ersetzen, beispielsweise statt Schneiden Endoskopie oder Mikro-Therapie, statt Vollnarkose Lokalanästhesie und zunehmend Ersatz von Operationen durch Therapiemaßnahmen mit lokal wirksamen Medikamenten (z. B. Krebs- oder Schmerztherapie) oder intelligente Flüssigkeiten (z. B. Zement zur Wirbelbruchstabilisierung oder Antibiotika bei lokaler Entzündung).

Kopfschmerz, Schwindel, Ohrgeräusche – die neuen Volkskrankheiten

Die meisten von uns haben in ihrem Leben schon einmal mit Kopf- schmerzen zu tun gehabt, beispielsweise während einer Grippe oder nach Alkoholgenuss: hämmernde, drückende oder bohrende Schmerzen, die entweder schnell verschwinden oder wirksam mit Acetylsalicylsäure oder ähnlichen Medikamenten behoben werden können. Chronische Kopfschmerzen allerdings schränken die Lebensqualität und Leistungs- fähigkeit stark ein. Die wirtschaftlichen Folgekosten sind nicht uner- heblich. Etwa 10 Millionen Menschen in Deutschland leiden an Kopf- schmerzen, und die Migräne verursacht einen Arbeitsausfall mit 2,5 Mio. Euro Folgekosten jährlich.

Gezielte Diagnose- und Therapieprogramme sind dringend notwen- dig. Die Ursachen des Kopfschmerzes sind vielfältig, von Gefäßstörungen über hormonelle Veränderungen, Medikamentenmissbrauch bis hin zu Tumoren oder psychischen Erkrankungen. Relativ häufig spielt die Hals- wirbelsäule eine entscheidende Rolle im Schmerzgeschehen, ebenso bei Schwindel und bei Ohrgeräuschen. Deswegen sind vor einer Therapie, neben der Laboruntersuchung und radiologischen Untersuchung, im- mer eine umfassende körperliche Untersuchung und auch radiologische Diagnostik der Halswirbelsäule, der Gefäße und des Kopfes notwendig. Die Therapieverfahren, die meines Erachtens angewandt werden soll- ten, sind neben Entspannungsübungen, Massagen, Physiotherapie, me- dikamentösen Behandlungen auch die Akupunktur, die therapeutische Lokalanästhesie oder auch die Mikro-Therapie.

Frau Otto klagte über Schwindel, Ohrgeräusche und Seitenkopfschmerz. Bei der körperlichen Untersuchung der Halswirbelsäule fiel eine einge- schränkte Beweglichkeit des 3. und 4. Halswirbelkörpers auf. Hier hatte die Patientin eine massive Arthrose entwickelt, mit Aufhebung des Ge- lenkspaltes und knöcherner Durchbauung. Eine mikrotherapeutische

Behandlung des Gelenkes führte nach mehrmaligen Behandlungszyklen zu einer kompletten Beschwerdefreiheit. Die Patientin erhielt zusätzlich Akupunktur und konnte sehr früh begleitend vorsichtig krankengymnastisch behandelt werden. Dies ist seit jeher mein medizinisches Konzept: die lokalen Behandlungsverfahren gezielt einzusetzen und zu kombinieren, beispielsweise mit Akupunktur oder Neuraltherapie, um die gesamte Muskulatur zu entspannen, und mit der Krankengymnastik, um den Behandlungserfolg zu stabilisieren und gleichzeitig Vorsorge zu betreiben.

Navigationshilfen schaffen Sicherheit: neue Operationstechniken

Heute schon werden mit navigierten Instrumenten und Sonden mit Hilfe von Computersteuerung Herz-, Knie- oder Hüfgelenksoperationen sowie hochpräzise Eingriffe im Gehirn bei Parkinson durchgeführt – allerdings nur an wenigen Zentren Europas. In Zukunft werden in allen größeren Operationssälen der Welt Tomographen stehen, weil sie die verlängerten Augen des Operateurs sind. Dadurch können Eingriffe insgesamt miniaturisiert werden. Auch klassische Operationen, wie die Entfernung von Tumoren, werden zukünftig im offenen Tomographen möglich sein und bald schon zur Routinebehandlung zählen. Dies gilt genauso für die Gehirnoperationen wie für die Brust-, Bauch-, Gelenk- oder Wirbelsäulenoperationen. Erste klassisch-operative Eingriffe im Gehirn in einem offenen Kernspintomographen habe ich während meiner Gastprofessur in Harvard mitgemacht. In Zukunft werden instrumentale Operationstechniken ergänzt durch medikamentöse lokale Behandlungsverfahren, und es wird eine Kombination von klassischer Operation, Endoskopie und Mikro-Operationen in einer Sitzung geben, wenn u.a. Gelenksveränderungen, Bandscheibenvorfälle oder Tumoren zu groß sind, als dass sie nur mit reiner Mikro-Therapie behandelt werden könnten. Aber immer wird in Zukunft der Tomograph als moderne Brille des Operateurs bzw. Mikrotherapeuten dienen.

Ein großes Potenzial liegt hierbei in dem Aufbau von „Operationssälen und Behandlungsräumen der Zukunft" mit modernen Navigationshilfen und Operationsinstrumenten.

Der Zukunfts-OP wird neben einer intelligenten Steuerungsrobotik auch verschiedene therapeutische Systeme, wie Lasertechnologie oder Hochfrequenztechnik bzw. Mikrowelle zur Tumorerwärmung, hochenergetischen Ultraschall oder Kälte zur Vereisung von Tumoren und Nerven integrieren.

Zukünftige Sichtsysteme sind mehrdimensionale Monitore, LCD-Schirme an den Wänden oder Spezialbrillen, in die die Endoskopiebilder bzw. radiologischen Aufnahmen eingespiegelt werden. Mit Mikroskopen, die möglicherweise in Zukunft auch über Mikrofasern ins Gewebe eingekoppelt werden, kann der miniaturisierte Operationsbereich sicher überprüft werden.

Als Kernelement werden Tomographen installiert sein, um die herum dann Operationssysteme, Instrumente, Monitore, Absaugsysteme oder Anästhesiegerätschaften ergonomisch und kabellos positioniert sind. Operateure und Mikrotherapeuten werden diese Räume gemeinsam nutzen. In diesen Projekten liegt für viele Ärzte- und Forschergruppen ein phantastisches Betätigungsfeld: Hier wird Interdisziplinarität zwischen Ingenieuren der verschiedenen Disziplinen, Handwerkern, Netzwerktechnologen und Ärzten aus den operativen und schmerztherapeutischen Fachgebieten verwirklicht.

Die Robotik- und Navigationshilfen werden, so glaube ich, eine wichtige Rolle im Behandlungsraum der Zukunft spielen. Wir kennen die automatischen zielgenauen Positionsbestimmungen aus der Luftfahrt. Die meisten Landungen werden vom Computer präzise durchgeführt. In Zukunft werden auch Instrumente in der Medizin genau navigiert, weil immer kleinere Struktur- und Gewebeveränderungen wie etwa Tumoren im Frühstadium gewebeerhaltend behandelbar werden. Dies gilt beispielsweise für zukünftige brusterhaltende mikrotherapeutische Eingriffe bei Brust- oder Prostatakrebs oder auch bei Kleinsteingriffen am Auge, Ohr, Gehirn oder an der Wirbelsäule.

Immer bessere Heilungschancen bei Krebs

Bei all der Konzentration auf das Sparen: Wir werden um eine Ausgabensteigerung für medizinische Leistungen nicht herumkommen. Innovative Medizin gibt es nicht zum Nulltarif. Neueste Forschungen in der

Tumortherapie, z. B. in der Transplantationstechnik oder Mikromedizin, zeigen Erfolg versprechende Resultate. Vor allen Dingen, wenn Tumoren früh erkannt werden, klein sind und noch nicht den gesamten Körper erfasst haben, sind bestimmte Formen von Krebs heilbar (Hodenkrebs, Darmkrebs oder einzelne Leukämien sind es bereits durch die großen Erfolge der Strahlen- und Chemotherapie und Knochenmarkstransplantationen). Daher lohnt es sich, für diese Geißel der Menschheit die hochwertigen Diagnostik- und innovativen Therapieverfahren konsequent einzusetzen sowie keine Ausgaben zu scheuen. Auch die Forschungsmittel, die heute zur Verfügung stehen, reichen für einen nachhaltigen Erfolg nicht aus. Für eine neue Wahrnehmung der Tumorbehandlung kämpfe ich daher noch mehr seit dem Tod meines Bruders und meiner Schwägerin. Mit Hochfrequenzsonden, kleinen radioaktiven Implantaten (Seeds), Mikrowellen- oder anderen Erwärmungstherapieverfahren (Hyperthermie) lassen sich schon heute lokale Tumoren hervorragend behandeln: sowohl tomographiegesteuert oder operativ bzw. in Verbindung mit Gefäßeingriffen und anderen lokalen Therapiemaßnahmen (Medikamente, Coils, Nanopartikel usw.).

Durch den Einsatz von Immuntherapeutika bei Brust- oder Hautkrebs (Interferon, Herceptin, Interleukin usw.) oder hormonähnlicher Substanzen (Erythropoetin) können Patienten heute viel effektiver behandelt werden. Gerade auch die Kombination von Chemotherapie, Hormontherapie, Immuntherapie, Strahlentherapie, Transplantationen oder Mikro-Therapie ist erfolgreicher als herkömmliche Maßnahmen. Die Kosten für diese Verfahren sind hoch, aber notwendig.

Jährlich erkranken in Deutschland etwa 50 000 Frauen erstmals an einem Mammakarzinom, davon könnten vermutlich etwa 15 000 Patientinnen mit dem Antikörper Herceptin behandelt und ein frühzeitiger Tod verhindert werden. In aller Regel muss das Präparat über zwölf Monate vorbeugend eingenommen werden. Das ergibt gewaltige Summen. Allerdings entfallen durch die Antikörper-Medikation auch Kosten für Chemotherapie, Strahlentherapie und weitere Maßnahmen. In zweifelhaften Erkrankungsverläufen kann auf diese Therapien nicht verzichtet werden. Gerade in der Tumortherapie dürfen daher Kosten keine übergeordnete Rolle spielen.

Insgesamt erkranken jedes Jahr 350 000 Menschen neu an Krebs, 210 000 Menschen sterben. Die Tendenz ist steigend. Jeden von uns kann dieses Schicksal treffen, deshalb ist eine bestmögliche Versorgung von Krebskranken im Interesse aller. Für die meisten Menschen ist die Diagnose Krebs ein äußerst traumatisches Ereignis. Sie stellt für den Kranken und seine Familie eine schwere psychische und physische Belastung dar; die Krankheit wird zur existenziellen Bedrohung. Hoffnung gibt die Tatsache, dass die Heilungschancen bei Krebs durch den Einsatz von medizinischer Hochtechnologie gesteigert werden könnten.

Anders als in den USA gibt es in Europa zu wenig psychosoziale Hilfen. Die Hälfte aller Betroffenen wünscht sich aber dringend einen solchen Beistand für die Bewältigung dieser schwierigen Zeit. Amerikanische Studien zeigen, dass sich durch spezielle Hilfsangebote neben der Steigerung der körperlichen und seelischen Lebensqualität wahrscheinlich auch die „Überlebens-Zeit" für Krebspatienten ausdehnen lässt. Oberstes Ziel der psychosozialen Betreuung ist die Verbesserung der Lebensqualität und die Begrenzung des persönlichen und sozialen Handicaps. Jeder Mensch braucht Hoffnung und Ermutigung, wenn er so schwer erkrankt. Aus diesem Grund ist es notwendig, dass alle Einrichtungen für Tumorpatienten in Zukunft mit einer psychosozialen Beratungsstelle zusammenarbeiten. Krebskranke können durch Gesprächstherapie, Körperarbeit, Entspannungsmethoden, Massagen, Kunst oder Meditation und auch Sport seelisch und körperlich so stabilisiert werden, dass sie besser mit ihrem Schicksal umgehen können.

Wie alle medizinischen Einrichtungen leiden auch psychosoziale Zentren unter chronischer Unterfinanzierung, weil Krankenkassen die Kosten für ihre Arbeit nicht übernehmen. Das ist ein Missstand, der umgehend behoben werden muss: Wir dürfen die krebskranken Menschen mit ihrem Schicksal nicht alleine lassen. Emotionale Zuwendung reduziert Schmerzen. Und Schmerzen zu Hause müssen nicht mehr sein, es gibt hier heute gute Möglichkeiten. Neu wären ambulante, mobile Dienste, die Patienten zu Hause auch schmerztherapeutisch betreuen könnten. Diese mobilen Dienste müssten aus den bestehenden Schmerzambulanzen hervorgehen und organisiert werden.

Notwendig ist mindestens ein psychosoziales Zentrum pro 500 000 Einwohner. Mit einem ganzheitlichen medizinischen Konzept ausgestattet könnten solche Zentren helfen, das Leben mit Krebs und chronischen Schmerzen zu erleichtern.

Nach einer Transplantation beginnt das Leben wie neu

Ein wichtiges Element zukünftiger Medizin werden die Organ- bzw. Gewebe-Transplantationsverfahren sein. Insulinpflichtige Zuckerkrankheit, Leberzirrhose, Herzinsuffizienz, Knorpel- oder Hornhautschäden des Auges werden schon heute zunehmend durch Transplantationen behandelt. Die Transplantationsoperationstechniken, aber auch die wenig invasiven Endoskopie und Mikrotherapietechniken sind auf einem dermaßen hohen Stand, dass viele noch vor fünf Jahren undenkbare Behandlungen heute möglich sind.

Ich erinnere mich an einen Patienten, der seit seinem zehnten Lebensjahr unter Diabetes litt. Diese Form der Jugenddiabetes führt leider oft zu Durchblutungsstörungen mit Amputationen, auch zu Blindheit oder frühzeitigem Tod. Dies ist die Diabetesform Typ 1, deren Ursache wir nicht kennen und die ernährungsunabhängig ist. Typ 2 tritt meistens im höheren Alter auf und ist gekoppelt mit Übergewicht und viel Lust auf Süßes, Pommes und Fett.

Mein Patient ging dreimal in der Woche zur Nierenwäsche (Dialyse). Ständige Blutkontrollen und strengste Diät wurden eingehalten. Trotzdem ist bekannt, dass 20 Prozent der zuckerkranken Menschen unter der Dialyse sterben. Ihm wurde der Teil einer Bauchspeicheldrüse und eine Niere transplantiert. Jetzt ist er wieder arbeitsfähig und ist glücklich, weil er sein normales Alltagsleben führen kann und nicht mehr von medizinischen Einrichtungen abhängig ist. Dies ist ein Erfolg von High-Tech in Bezug auf Operationstechnik und pharmazeutischer Forschung, die sowohl die Antibiotika zur Infektionsprophylaxe als auch hochpotente Medikamente zur Verhinderung der Abstoßungsreaktionen entwickelt haben.

Ein ganz bedeutendes Feld tut sich durch die Bildgebung und Instrumentenentwicklung in der Gewebetransplantation auf. So sind wir heute schon in der Lage, kleine Knorpeldefekte im Kniegelenk mit Knorpelzellen zu füllen, die dem Patienten selbst entnommen wurden. Dieser Eingriff ist ambulant und unter Lokalanästhesie durchführbar und wird weiter revolutioniert: In Zukunft wird man diese Defekte im Computer- oder Kernspintomographen gezielt und präzise an jeder Stelle der Gelenkknorpeloberfläche behandeln können. Hierzu sind Weiterentwicklungen für organspezifische Computer- und Kernspintomographen notwendig. Dies ist also eine Herausforderung für die Großgeräteindustrie wie auch für die Firmen, die Instrumente herstellen und diese weiter miniaturisieren sowie Ankerungshilfen für die Implantate, z. B. auch für Zähne, künstliche Bandscheiben usw. entwickeln. Aber auch die Forschergruppen und Firmen, die Zellzüchtungen ermöglichen, bekommen neue Aufgabenfelder, etwa im Tissue-Engineering. Dies ist eine neue Form der Prothesenentwicklung z. B. von Herzklappen mit Hilfe von körpereigenem Gewebe, welches man gezielt auf dem Implantat oder zu einem Implantat wachsen lässt. Und letztendlich sind die zukünftigen Operateure und Mikrotherapeuten gefordert, die neue therapeutische Zugangswege und Verfahren etablieren. So werden nicht nur Knorpel und Bandscheiben operiert, sondern auch in Zukunft Gewebeläsionen, die durch Tumoren entstanden sind, oder zusammengebrochene Wirbelkörper bei Osteoporose, die gezielt mit Knochenwachstumshormonen und neuem körpereigenen Gewebe versorgt werden.

Neue Brücken zwischen Zahnheilkunde und Medizin schlagen

Die Humanmedizin könnte gelegentlich auch einmal von den Zahnärzten lernen.

Karies ist wahrscheinlich die weltweit verbreitetste Volkskrankheit. Zwar ist die Vorgabe der Weltgesundheitsorganisation (WHO) für das Jahr 2000, dass 50 Prozent aller fünf- bis sechsjährigen Kinder ein naturgesundes, absolut kariesfreies Gebiss haben sollten, vielerorts bei uns schon durch ein hochentwickeltes Vorsorgeprogramm in den Schulen erreicht. Karies ist aber immer noch weit verbreitet. Karies wird durch Bakterien, häufig Streptokokken ausgelöst. Sie können sich besonders gut bei „satter Zuckerlieferung" vermehren und werden auch von der Mutter auf das Kind übertragen. Neben der Zahnkaries sind Zahnfleischentzündungen (Gingivitis) und Zahnbetterkrankungen (Parodontitis) die zweithäufigsten Erkrankungen – eine Volkskrankheit, die bis zum Zahnverlust als Endstadium reicht. Ab dem 40. Lebensjahr gehen laut Untersuchungen mehr Zähne aus parodontalen Gründen verloren denn als Folge kariöser Zerstörung oder aus anderen Gründen. Zahnerkrankungen, besonders die Parodontitis, werden zunehmend auch mit internistischen Krankheitsbildern in Zusammenhang gebracht. Moderne Studien weisen auf den Zusammenhang zwischen Parodontitis und Erkrankungen des Herzens wie Herzmuskelerkrankungen oder Herzkranzgefäßerkrankungen hin. Der Zusammenhang zwischen der Gesundheit der Zähne und des Körpers war schon den alten chinesischen und indischen Ärzten bekannt.

Daher sollte man die Zahnheilkunde und die viel gescholtenen Zahnärzte mit anderen Augen sehen. Es wäre hilfreich, das erfolgreiche Karieskonzept auf andere Vorsorgeaktivitäten zu übertragen. Die Zahnheilkunde hat durch Prophylaxe bei Kindern und Jugendlichen vorbildlich geschafft, was in der Humanmedizin ständig eingefordert wird, wovon wir jedoch noch meilenweit entfernt sind.

Sind Politiker schmerzfrei?

Nach offiziellen Verlautbarungen waren nur neun Prozent der deutschen Bevölkerung im Jahr 2002 schmerzfrei. Über 50 Prozent hatten Kopfschmerzen, weit über 50 Prozent Rückenschmerzen. Über 15 Mrd. Euro werden allein nur für Berentungen und Rehabilitation des Rückenschmerzes ausgegeben. 210 000 Menschen verstarben 1999 an bösartigen Tumoren, die meisten im Endstadium mit starken Schmerzen.

In den Debatten zur Reformierung des Gesundheitswesen kommt das Thema Schmerz so gut wie nicht vor. Die Schmerztherapie als eigenständige Disziplin oder als Teilgebiet der Fächer ist wenig berücksichtigt, obwohl über 50 Prozent der Menschen, die zum Arzt gehen, ihn wegen ihrer Schmerzen aufsuchen. Das gilt vor allem für die Orthopädie, Onkologie oder Allgemeinmedizin.

Das Wort Schmerz taucht in offiziellen Verlautbarungen so gut wie nie auf. Ebenfalls fehlen Zentralthemen wie Palliativmedizin oder Sterbebegleitung. Damit steht zu befürchten, dass die Kostensparpolitik jetzt auch ihren Ausdruck in den medizinischen Verordnungen findet. Das ist ein Desaster, wenn man bedenkt, dass in Zukunft Not leidende Menschen unterversorgt oder chronisch krank und sogar schmerzkrank werden, nur weil kurzfristig Kosten eingespart werden sollen. Entweder wird dann eine riesige Kostenlawine auf uns zurollen, oder – so fürchte ich – die Euthanasiedebatte losgehen, nach dem Motto: „Dieses Leid kann man niemanden zumuten!" Genau dagegen müssen wir uns schon jetzt entschieden zur Wehr setzen!

Alternative Heilverfahren und Naturheilkunde: Was ich selbst erlebt habe

Schmerztherapie mit Akupunktur

Von 1984 bis 1986 führte ich eine Akupunktur- und Schmerz-Ambulanz an der Universität Witten/Herdecke. Während dieser Zeit habe ich sehr viele Schmerz- und Tumorpatienten mit Akupunktur behandelt, speziell mit Ohrakupunktur. Begonnen hatte ich mit diesen Verfahren, vor allen Dingen auch mit elektrischen Stimulationen von Akupunkturpunkten, der sogenannten transkutanen elektrischen Nervenstimulation, bereits während meiner Zeit als Stationsarzt an der Universität Kiel auf der Frauenkrebsstation in der Radiologischen Klinik.

An zwei Patienten erinnere ich mich noch genau. Der eine war ein sehr sympathischer und engagierter Mann, den der Hirntumor, der sich plötzlich in seinem Kopf ausbreitete, wie einen Baum gefällt hatte, so dass er seinen Beruf nicht mehr weiter ausüben konnte. Er klagte über schreckliche Kopfschmerzen und wollte nach der Operation unbedingt von mir in seiner Wohnung weiter behandelt werden. Kurz vor seinem Tode musste ich ihn im Bett behandeln, denn er war so gut wie bewegungsunfähig. Aber er brauchte bis zum Ende seines Lebens nur wenig Schmerzmittel zu nehmen und konnte gerade in den letzten Lebenswochen seine Geschäfte und alles Persönliche gut regeln.

Der andere Patient war selbst Arzt, ein hervorragender Operateur. Er hatte einen rasant wachsenden Tumor, der mit größten Schmerzen verbunden war. Nachdem die normale Schmerzmedikation an ihre Grenzen gestoßen war, wurde ihm eine Behandlung bei mir vorgeschlagen. Ich sehe ihn heute noch am Ende seines Lebens vor mir, nachdem ich ihn lange behandelt hatte und ihm mit Hilfe der Akupunktur und stark reduzierten Schmerzmitteln seine Schmerzen verringern konnte. Besonders bewegt hat mich, dass er sich kurz vor seinem Tode bei mir für sein früheres Unverständnis und starres Verhalten gegenüber nicht-schulmedizinischen Therapieformen entschuldigte. Ich war erstaunt, wie gut die Akupunktur wirkte, da ich ja selbst schulmedizinisch „erzogen" war und eigentlich nur versuchte, eine Unterstützung des schulmedizinischen Ansatzes zu schaffen.

Parallel zu meinem Medizinstudium hatte ich mich sehr intensiv mit der chinesischen Medizin befasst. Bei jeder sich ergebenden Gelegenheit praktizierte ich Akupunktur und chinesische Massagetechniken. So plante ich auch während der Geburt unseres ersten Kindes, meine Frau zur Schmerztherapie zu akupunktieren. Es gab jedoch nur eine einzige Klinik, die dies gestattete. Der schmerzreduzierende Effekt während der Geburt war für meine Frau sehr hilfreich und nicht nur für mich, sondern auch für die beteiligte Hebamme und den Gynäkologen verblüffend.

Heute weiß ich, dass die Akupunktur überall dort, wo keine großen morphologischen Veränderungen, das heißt Gewebeveränderungen, im Körper entstanden sind, hervorragend wirkt. Dies gilt neben der Schmerztherapie in der Schwangerschaft und während der Geburt vor allen Dingen für funktionelle Störungen wie Verstopfung, übermäßiges Schwitzen, Kopfschmerzen, Rückenschmerzen, darüber hinaus für viele Formen von Zahnschmerzen sowie Allergien bzw. Neurodermitis. Große Erfolge sieht man auch bei den Krankheiten mit starken Ohrgeräuschen (z. B. Tinnitus), bei Schwindel oder bei den extremen Schmerzzuständen bei einer Trigeminusneuralgie, also einer bestimmten Form eines Gesichtsschmerzes.

Natürlich können diese Hinweise zu Behandlungsmethoden nicht den Arztbesuch ersetzen. Und auch, ob eine Therapie anschlägt, hängt jeweils von individuellen Faktoren ab. In diesem Sinne ist Medizin gerade keine absolute Wissenschaft.

Erfahrungen in der Kindheit

Die heilende Wirkung von naturheilkundlichen Methoden habe ich schon als Kind an mir selbst kennen gelernt. In dieser Zeit hatte ich immer drei Hausärzte – meine Tanten, eine naturheilkundige Ärztin, ihre schulmedizinisch orientierte Schwester und meinen Hausarzt. Meine

Mutter, als leidenschaftliche Krankenschwester, legte uns Kinder bei dem leichtesten Anflug von Fieber ins Bett und wachte darüber, dass wir mindestens drei Tage fieberfrei waren, ehe wir wieder aufstehen durften.

Behandelt wurden wir nach dem Prinzip „Vom Leichten zum Schweren". Meine Mutter versuchte, der Krankheit mit Hausmitteln und naturheilkundlichen Verfahren zu begegnen bzw. vorzubeugen. So mussten wir Kinder jeden Morgen Lebertran zu uns nehmen, was wir mit Widerwillen taten. Dazu gab es Unmengen an ausgepressten Gemüse- und Fruchtsäften, die wir damals nicht immer als Wohltat betrachteten. Ich schmecke immer noch die furchtbare Trinktinktur aus Zwiebeln und Kandiszucker. Gerade bei den fieberhaften Erkältungen mussten wir literweise solche Säfte in uns hineinschütten. Nicht in allen Fällen führten die Mittel zur Heilung, aber sie waren in jedem Fall beschwerden- oder schmerzlindernd.

Fieber wurde bei uns selten künstlich abgesenkt. Meistens wurden wir konsequent mit Wadenwickeln behandelt, die von meiner Mutter oder Großmutter alle zwanzig Minuten gewechselt wurden, und wir bekamen viel kühle Flüssigkeit zu trinken. Die Kälte war zwar im ersten Moment sehr unangenehm, doch schon im nächsten Moment wirkte sie angenehm, da man wirklich das Gefühl bekam, das Fieber würde in die Füße gezogen. Dieses Prinzip habe ich selbst bei der Behandlung von fieberhaften Erkrankungen konsequent beibehalten – es ist ein einfaches und phantastisches Hausmittel. Aber natürlich bekamen wir auch magenverträgliche Schmerz- und Fiebermittel, wenn das Fieber zu hoch stieg oder wir uns sehr schlecht fühlten.

Bei Bronchitiden wurden heiße Senfwickel um die Brust gelegt, und als wir noch ganz klein waren, wurden wir herumgetragen. Später mussten wir mit diesen Wickeln eine halbe Stunde im Bett liegen. Wenn ich daran denke, habe ich den Senfgeruch in der Nase und insgesamt eine schaurig-schöne Erinnerung, da die Wickel einerseits leicht brannten – das sollten sie natürlich auch, um die Haut zu reizen – und andererseits die Wärme sehr angenehm war und der Husten sich insgesamt löste. Gleichzeitig wurde diese Prozedur, vor allem bei spastischen Hustenanfällen, zunächst mit naturheilkundlichen Medikamenten unterstützt. Wir bekamen Tropfen aus Efeuextrakten, ein Mittel, das auch heute noch zu meinen Naturheilkunderezepten gehört.

Efeu wirkt sehr gut bei verkrampfter Bronchialmuskulatur, und Thymian bekamen wir tropfenweise auf Zucker eingelöffelt, um den Infekt nachhaltig zu bekämpfen. Im Thymian ist Thymol enthalten, wie ich erst viel später während des Studiums entdeckte. Das ist eine Substanz, die Bakterien abtötet. An der Universität hatte ich gelegentlich Streitgespräche mit Professoren, weil ich neben der Schulmedizin eigentlich immer um Kenntnisse der Naturheilkunde bemüht war, gerade für Fälle, wo bereits mit naturheilkundlichen Verfahren Behandlungserfolge erreicht worden waren. So stolperte ich über das Thymol und versuchte die Dozenten davon zu überzeugen, dass doch zumindest ein Versuch sinnvoll sei, hiermit eine Behandlung von Erkältungskrankheiten zu beginnen, doch für die Vorschläge fand ich nur wenig Gehör. Eine solch rigorose Haltung schien mir umso unverständlicher, als viele synthetisch hergestellte Medikamente bekanntermaßen synthetisierte Inhaltsstoffe von Pflanzenextrakten sind. Ein Beispiel ist das Digitalis-Präparat vom Fingerhut, seit Jahrzehnten eines der wichtigsten Medikamente gegen die Herzinsuffizienz. Ein weiteres Beispiel ist das Taxol, ein Extrakt aus der Eibe, das im großen Stile in der Krebsbehandlung eingesetzt wird. Um die Substanz zu gewinnen, wurden in Amerika riesige Areale von Eibenwäldern abgeholzt, bis man – zum Glück – auf die Idee kam, das Taxol zu synthetisieren. Eiben gehören zu den wertvollsten Bäumen der Welt – sie werden bis zu 3000 Jahre alt, und das Abholzen war ein großer ökologischer Fehler. Das mit am meisten verkaufte Medikament der Welt, die Acetylsalicylsäure, ist ein Weidenextrakt.

Eine neue Studie aus Harvard, in den Proceedings der Nationalen Akademie der Wissenschaften Amerikas veröffentlicht, dokumentiert die enorme immunstimulierende Kraft der Teepflanze. Es sind die Alkylamine, die im Tee in hoher Konzentration enthalten sind. Bekannt war bisher schon, dass die im schwarzen Tee enthaltenen Flavoniode das Herzinfarktrisiko verringern und die Polyphenole durch Unschädlichmachen von reaktivem Sauerstoff das Krebsrisiko senken. Ein Grund mehr, Tee zu trinken ...

Natürlich erhielten wir Kinder schulmedizinische Medikamente. Hierüber wachten die beiden Schwestern meiner Mutter. Wir bekamen Antibiotika, wenn das Fieber nicht nachließ, die Erkältungssymptome, die Mittelohrentzündung stärker wurde oder sich im Rahmen einer Streptokokkeninfektion gelbe Stipsen auf den Mandeln bildeten. Bei starkem, krampfartigem Husten gab es schulmedizinische, hustenlösende Medikamente. Der Hausarzt kam sogar nachts um drei Uhr, wenn es sein musste.

Es geht mir grundsätzlich um das Prinzip, wenn möglich eine Krankheit so schonend wie möglich zu behandeln. Dies erfordert natürlich eine breite Erfahrung und vor allen Dingen eine wirklich abgestimmte, interdisziplinäre Zusammenarbeit zwischen Hausarzt, Spezialisten und denjenigen Ärzten und Therapeuten, die mit alternativen Heil- bzw. Naturheilverfahren behandeln. Dieses Prinzip habe ich mir selbst zu eigen gemacht. Deshalb arbeite ich bis heute mit Ärztinnen und Ärzten der verschiedenen Fachdisziplinen eng zusammen, angefangen vom Allgemeinarzt über den Radiologen, Internisten, Kardiologen, Onkologen, Orthopäden, Sportmediziner bis hin zum Naturheilkundler und Akupunkteur.

Unkonventionelle Heilmethoden

Die Verfahren, Methoden und Denkansätze in der Naturheilkunde sind fast unübersehbar: Balneologie (Bäderkunde), Phytotherapie (Pflanzenheilkunde), Homöopathie, Akupunktur, Neuraltherapie, Hydrotherapie, die verschiedenen Ernährungslehren, um nur einige zu nennen. Diese Art der Heilkunde gehört nicht unbedingt zur „Schulmedizin". Für die zusammenfassende Bezeichnung „Naturheilverfahren" haben sich inzwischen weitere Begriffe wie „Ganzheitsmedizin" (holistic medicine), „sanfte Medizin", unkonventionelle Heilmethoden oder „alternative bzw. additive Medizin" durchgesetzt. Sehr interessant ist die Tatsache, dass in Amerika Patienten mittlerweile jährlich für „Alternativmedizin" mehr ausgeben als für die Schulmedizin.

Ich halte sehr viel davon, naturheilkundliche Verfahren unterstützend zur Schulmedizin (additiv) einzusetzen bzw. bei klarer Indikation und leichten Erkrankungen damit zu beginnen. Voraussetzung ist, dass der Therapeut über einen hohen Erfahrungsschatz verfügt und bereit ist, seine Ergebnisse und die Methode wissenschaftlich überprüfen zu lassen. Wir benötigen auch in diesem Feld der Medizin Qualitätssicherung. Grundsätzlich gilt für mich, offen zu sein für die Verfahren der unterschiedlichen Medizinschulen. Bei den funktionellen Erkrankungen wie Verstopfungen, leichten Schmerzzuständen, Verspannungen,

Erkältungen usw., aber auch in der Rehabilitation oder Prävention könnten naturheilkundliche Verfahren viel mehr als bisher verordnet werden. Alle schwereren Erkrankungszustände sind jedoch primär schulmedizinisch zu versorgen. Und bitte immer beachten: Vor jeder Therapie – auch der leichtesten – steht die Diagnostik.

Im Folgenden habe ich für Sie einige Beispiele erprobter naturheilkundlicher Verfahren ausgewählt.

Historischer Hintergrund

Jean-Jacques Rousseau forderte schon im 17. Jahrhundert eine umfassende Gesundheitslehre im Rahmen einer Sozialmedizin; die Schätze dieser Welt, und damit auch der Mensch, sollten vor negativen Einflüssen der von der Wissenschaft entwickelten und daher „denaturierten" Dinge geschützt werden; es galt, den Einsatz des Arzneimittels zur Bekämpfung des eingetretenen Gesundheitsschadens zu vermeiden. Rousseau und seine Anhänger wie Tissot und Frank waren Anhänger der damaligen Naturheilkunde.

Seit Virchow und seiner Begründung der Zellularpathologie, mit der man die Krankheiten aus dem „wissenschaftlich" nachweisbaren Fehlverhalten der Zelle erklären konnte, wurde der Begriff der Naturheilkunde mehr und mehr abgewertet. Noch zu Zeiten von Max Bircher-Benner, Namensvater des „Urmüslis", spekulierte man, dass „Lichtquanten" als Träger der Lebenskraft im Frischobst auf den Menschen übergingen – bis man die Vitamine entdeckte. Ähnlich war es mit der Akupunktur, bis mit der Entdeckung des Neurotransmitters Serotonin und der Endorphine Grundlagen für den wissenschaftlichen Nachweis vorlagen. Die phänomenologisch geprägte Philosophie und Naturphilosophie der Jahrhundertwende, angeführt von der operationellen Physik, ließen nur das als wissenschaftlich zu, was unter gegebenen Bedingungen und mit einer definierten Versuchsanordnung „reproduzierbar" war. Dass die verwendeten Messmethoden oder -anordnungen vielleicht nicht ausreichten, gewisse Phänomene überhaupt wahrzunehmen, war nicht Gegenstand der Diskussion.

Immer mehr Ärzte in Europa und den USA beschäftigen sich inzwischen mit solchen als unwissenschaftlich geltenden Grenzgebieten. So fördert heute die bedeutendste medizinische Einrichtung in Amerika, das National Institute of Health (NIH), verstärkt systematische Studien, die sich mit unkonventionellen Heilmethoden befassen. Vor kurzer Zeit wurde zum ersten Mal die Wirksamkeit von Akupunktur bei postoperativen Schmerzen, Übelkeit und Erbrechen nach Chemotherapie vom NIH bestätigt und zum Routineeinsatz in Amerika empfohlen. Ebenfalls wurden erste Ansätze zur Darstellung von Akupunkturwirkungen mit Hilfe der funktionellen Kernspintomographie auch von meiner Arbeitsgruppe dokumentiert.

Naturheilverfahren sind vor allen Dingen bei sogenannten funktionellen Störungen, aber auch bei chronischen Erkrankungen zur Unterstützung sinnvoll. Besonders leichte Erkrankungen wie Erkältungen sollten zunächst immer mit Naturheilverfahren behandelt werden. Sie sind damit meistens in den Griff zu bekommen. Ansonsten sind Naturheilverfahren hervorragend geeignet, um schulmedizinische Therapieansätze zu unterstützen.

Die älteste Therapieform der Welt: Heilpflanzen

Heilpflanzen und ihre Zubereitung gehören zu den ältesten Therapieformen. Zwei Drittel der Weltbevölkerung wenden sie an. Weltweit werden mehr als 20000 Arten der verschiedenen heilpflanzlichen Mittel verwendet. Die Wirkungen sind zum Teil wissenschaftlich nicht untersucht und gehen auf lange bewährte Überlieferungen der Volksmedizin zurück. Viele Bestandteile von Heilpflanzen wie das Morphium (aus dem Schlafmohn) oder das Herzmedikament Digitalis (aus dem Fingerhut) sind mit modernsten wissenschaftlichen Methoden genauestens auf ihre Wirkung untersucht und pharmazeutisch synthetisiert.

Die Ansicht, dass von Heilpflanzen keine Nebenwirkungen drohen, ist weit verbreitet, aber nicht richtig. Gleichwohl sind die Risiken bei sachgerechter Anwendung geringer als bei chemischen Arzneimitteln. Es ist aber ein Leichtes, sich mit Fingerhut oder Morphium zu vergiften. Hochentwickelte kräuterheilkundliche Ansätze mit beschriebenen systematischen Therapieansätzen gibt es aus anderen Kulturen wie in der indischen und chinesischen Medizin. Hier sind noch große Wissensschätze zu bergen. Das Problem sind die fehlenden wissenschaftlichen Studien und Qualitätsstandards der Zubereitung.

Wasserbehandlung und Ernährung

Mitte des 19. Jahrhunderts kam es zu einem Aufleben des Naturheilgedankens durch die Erfolge der Kaltwasserbehandlung und verschiedener Ernährungslehren. Der Pfarrer Johann Sebastian Kneipp entwickelte die Kaltwasseranwendung. Kneipp kooperierte mit bekannten Ärzten und brachte es so weit, dass approbierte Ärzte seine Verfahren anwandten.

Die moderne Kneippkur wird von fünf „Säulen" getragen:
1. Säule: Wasser (Hydrotherapie)
   Für diesen Heilansatz gibt es über 120 Anwendungen mit individuell abgestuften Kälte- und Wärmereizen. Durch wiederholte Ganz- oder Teilanwendung in Form von Güssen, Packungen, Wickelungen, Waschungen oder Bädern entsteht ein Trainingseffekt, der Durchblutung und Stoffwechsel anregt.
2. Säule: Bewegung (Kinesiotherapie)
   Aktive Bewegung, wie Gehtraining mit Atemübungen, Schwimmen, Radfahren, Gymnastik, sportliches Training oder auch Massagen als passive Bewegungsform. Herz und Kreislauf werden trainiert und die Muskulatur mit Sauerstoff versorgt. Insgesamt werden durch das Bewegungstraining seelische Spannungen abgebaut und die Stimmung positiv beeinflusst.
3. Säule: Ernährung (Diätetik)
   Möglichst naturbelassene Vollwert- bzw. Basiskost mit viel Gemüse, frischem Obst, Salat, Milch- und Vollkornprodukten.
4. Säule: Heilpflanzen (Phytotherapie)
   Heilpflanzenextrakte werden zur Reinigung und Entgiftung des Körpers angewandt und als Tees, Säfte, Tinkturen oder Dragees verabreicht. Äußerlich wird mit ätherischen Ölen, Badezusätzen, Salben oder Kompressen behandelt.
5. Säule: Ordnungstherapie
   Sie ist das übergeordnete Heilprinzip. Mit ihrer Hilfe soll der Lebensrhythmus wiederhergestellt werden, der durch Reizüberflutung, Hektik und Stress sowie Alkohol, Rauchen und übermäßiges Essen gestört ist.

Der Schweizer Arzt Max Bircher-Benner veröffentlichte seine „Grundzüge der Ernährungstherapie" im Jahre 1903. Viele Naturheilkundler waren medizinische Laien. Insofern war es für sie ziemlich schwierig, sich in der Nomenklatur der damaligen akademischen Medizin auszudrücken. Und sogar die Ärzte unter ihnen – entsprechend dem damaligen Kenntnisstand der Physiologie – mussten sich eines Vokabulars bedienen, das seinerzeit nicht wissenschaftlich fassbare Phänomene umschrieb: „Ausleiten", „Ableiten von Lebensgiften", „Lichtquanten" in der Nahrung (Bircher-Benner), „schlechte Körpersäfte" usw. Für Biochemiker, Physiologen, Zellularpathologen und Mediziner jenseits der 1930er und 1940er Jahre war schon das Vokabular ein Grund zur Belustigung. Doch die Behandlungserfolge ließen sich nicht verleugnen, und die Bereitschaft der Ärzte – konfrontiert mit dem Leiden des Patienten –, sich mit diesen Verfahren zu beschäftigen, wächst allmählich, wenn auch nicht auf breiter Front. Entscheidend ist andererseits das Verhalten der Patienten selbst, die – wie in den USA – an Naturheilverfahren großes Interesse zeigen und mit entsprechendem Vorwissen zum Arzt kommen.

Ähnliches mit Ähnlichem behandeln: die Homöopathie

Schon zu Beginn dieser schleichenden Renaissance der „Naturheilverfahren" in der Bevölkerung kam es zur Begründung der Homöopathie – einem durch Theorie und klare Anwendungsanweisungen und Arzneimittelerprobungen gestützten Therapiesystem – durch den deutschen Arzt Samuel Hahnemann. Ein Arzneimittel, egal ob aus Pflanze, Schlangengift, Insektenblut, Chemikalie oder Nosode (aus dem erkrankten Organismus extrahierter Stoff, z.B. Bakteriengift) gewonnen, wird in einer der Arzneimittelerprobung oder der Erfahrung entsprechenden Verdünnung dem Patienten verabreicht. Dieses Mittel soll in ihm eine sanfte, kaum wahrnehmbare „Arzneimittelerkrankung" auslösen, deren Phänomene möglichst genau mit den Beschwerdephänomen seiner Erkrankung übereinstimmen: Sie sind also „ähnlich" (der Begriff „Homöopathie" kommt aus dem Griechischen von homoios: ähnlich und pathos: Leiden). Hahnemann verfolgte diesen Weg weiter und konnte in Selbstversuchen nachweisen, dass Chinarinde, die bei Malariakranken fiebersenkend wirkt, bei gesunden Menschen malariaähnliche Beschwerden hervorrufen kann. Die Inhaltsstoffe homöopathischer Arzneimittel sind gewöhnlich pflanzlicher oder tierischer Herkunft. Manchmal sind es auch mineralische Substanzen. Sie werden als Tropfen, Tabletten, Kügelchen, Salben oder Mittel zum Spritzen verabreicht. Die Substanzen werden in exakt einzuhaltenden Abstufungen verdünnt. Die Verdünnungsstufe wird als Potenz angegeben und gilt in der Homöopathie als Maß für die therapeutische Wirkkraft der Arzneimittel.

Das Prinzip, Ähnliches mit Ähnlichem zu kurieren, bedeutet, dass ein Patient mit bestimmten Symptomen genau das Mittel benötigt, das, am Gesunden getestet, möglichst ähnliche Symptome erzeugen kann. Das Ähnlichkeitsprinzip war bereits in der Antike bekannt. Und auch das Motto von Paracelsus war: „Gleiches mit Gleichem behandeln, nicht mit Gegensätzlichem". Paracelsus ging davon aus, dass für einen Behandlungserfolg eine grundsätzliche Wesensähnlichkeit des Heilmittels mit der Krankheit gegeben sein müsste. Eine nässende Wunde sollte beispielsweise mit feuchten Verbänden, eine trockene Wunde mit trockenen Wundauflagen gepflegt werden. Dieses Prinzip ist noch heute ein Grundprinzip der Dermatologie.

Rund um die Homöopathie entstand eine beachtliche Arzneimittelindustrie, und Heilpraktiker waren über Jahrzehnte hauptsächlich Homöopathen. Mit dem wissenschaftlichen Nachweis tun sich die Mediziner, aber auch die Verfechter dieser Methode bisher schwer, ernsthafte Studien fehlen leider noch.

Die therapeutische Betäubung: Neuraltherapie

Bei der Neuraltherapie handelt es sich um ein Verfahren zur Behandlung von akuten und chronischen Schmerzen durch Neuraltherapeutika bzw. Lokalanästhetika, die direkt vor Ort oder indirekt über das Nervensystem wirken. Sogenannte Störfelder oder Herde – es kann sich um eine Narbe, entzündetes Gewebe, Zahnherde usw. handeln – wirken auf durchziehende oder umliegende Nerven und lösen damit einen manchmal vom Herd weit entfernten Schmerz oder eine Störung aus. Die Diagnose lautet dann oft: „ohne Befund". Die Brüder Hunecke entwickelten ab 1925 die Neuraltherapie und arbeiteten anfänglich mit Kokain, später mit Procain. 1940 kam es zur ersten Veröffentlichung über das Sekundenphänomen: Im selben Augenblick, wenn das Neuralthe-

rapeutikum an der richtigen Stelle (eventuell fernab von der Schmerz-
stelle) injiziert wurde, verschwand der Schmerz. Biochemisch, physio-
logisch und neurologisch ist die Wirkungsweise der Neuraltherapeutika bis heute nicht aufgeklärt. Lediglich die lokale Anwendung gilt in der
Medizin, speziell in der Schmerztherapie, als etabliert. Eine Durchset-
zung in Praxis und Klinik findet nur zögerlich statt.

Auf den Darm kommt es an: die mikrobiologische Therapie

Nicht nur über die Haut, sondern auch über die Schleimhäute des At-
mungssystems und des Darmes stehen wir konstant durch Atmung oder
Ernährung mit der Außenwelt in Kontakt. Dieses Schleimhautsystem
hat wiederum eine enge Verbindung zum Immunsystem. Beispielsweise
sind die Schleimhäute des Darmes rasenartig von vielen Bakterien und
anderen Mikroorganismen besiedelt. Durch den Kontakt mit diesen
kleinen Lebewesen bildet der Körper unter anderem sein Abwehrsys-
tem aus. Bei einer Dysbiose sind im Darm zu viele krankmachende Kei-
me vorhanden und führen zur Bildung von giftigen Substanzen, die
Völlegefühl, Blähbauch, Durchfälle, gekoppelt mit Müdigkeit und Leis-
tungsabfall zur Folge haben können.

Das Ungleichgewicht der Darmflora kann zu einer instabilen Ab-
wehrlage führen und mitverantwortlich für Erkrankungen wie Heu-
schnupfen, Asthma bronchiale, Neurodermitis und auch für chronische
Infekte der Atemwege, der Zähne usw. sein.

Die meisten Menschen in unserem Kulturkreis haben durch unsere
Lebens- und Ernährungsweise eine gestörte Darmflora. Um dies festzustellen, kann man den Stuhl untersuchen lassen. Besonders nach Ein-
nahme von Antibiotika, Kortisonpräparaten, Abführ- oder Verhütungs-
mitteln und ungesunder Ernährungsweise wie beispielsweise zuviel
Fast-Food ist der Darm mit speziellen Darmbakterienpräparaten und
Ernährungsumstellung sowie Unterstützung mit Milchsäureprodukten
wie Joghurt oder mit Vitaminen und sonstigen Vitalstoffen wieder aufzubauen. Hier haben sich besonders die Vitalstoffe des orthomolekula-
ren Konzepts mit Vitaminen, Mineralien, Spurenelementen, Radikalfän-
gern und ungesättigten Fettsäuren bewährt.

Die Nadel auf den Punkt gebracht: die Akupunktur

Ein weiteres, in sich geschlossenes Theoriesystem für Diagnose und Therapie erreichte Europa in den 1920er und 1930er Jahren – die Akupunktur. Das Theoriefundament der Akupunktur bildet das sogenannte „System der Fünf Elemente". Inzwischen steht der Begriff Akupunktur sowohl für die Behandlung durch das Stechen von Nadeln und das Brennen, d.h. die Moxibustion (Verglimmen von Eibischkraut direkt auf der Haut oder auf einer darunter liegenden Ingwer- oder Knoblauchscheibe), als auch für das Erklärungs- bzw. Entsprechungssystem der „Fünf Elemente".

Erste Hinweise auf das Stechen mit Nadeln gehen bis auf 10000 v. Chr. zurück; erste geschriebene Texte zur Akupunktur – Nei Ching genannt – auf 2800 v. Chr. Die wichtigste Schrift – das Hoang Ti Nei Ching Sou Wen – datiert auf 200 v. Chr. Im Jahr 1957 veröffentlichte der französische Arzt A. Chamfrault nach langem Aufenthalt in China seine Interpretation des Nei Ching, nachdem eine erste Übersetzung durch Ilza Veith bereits 1949 in Kalifornien erschienen war. Mit diesen Texten wurde ein ganzheitliches System der Gesundheitslehre, Vorbeugung, Diagnose und Behandlung von Krankheiten präsentiert. In diesem System werden alle Organe und Regionen des Körpers erfasst und Beziehungen zwischen diesen definiert. Auf gedachten Bahnen – den Meridianen –, die den Körper durchziehen, liegen die sogenannten Akupunkturpunkte. Zu jedem Punkt auf den Meridianen, die hauptsächlich den inneren Organen zugeordnet sind, gibt es Vorschriften zur Nadelung und eine entsprechende Indikation. Die Meridiane werden teilweise bei Nadelung im Verlauf gespürt. Sie entsprechen keiner bisher wissenschaftlich nachgewiesenen Struktur. Die chinesische Medizin bildet ein umfassendes System: Anamnese, Diagnose durch die Pulstastung an den Handgelenken oder Zungendiagnostik und eine vollständige Gesichtsdiagnose – die chinesischen Ärzte durften ihre Patienten oft nicht entkleiden – sowie umfangreiche Diät-, Ernährungs- und allgemeine Lebensregeln.

Die Sprache der Hände: Massagen und Reflexzonentherapien

Massagen wurden schon vor Jahrtausenden in den Urkulturen zur Entspannung, Schmerzlinderung und Durchblutungssteigerung eingesetzt.

Sie gehören zu den ältesten überlieferten Behandlungsformen überhaupt. Jeder Kulturraum hat unterschiedliche Ansätze der Massagetechniken entwickelt. Grundsätzliche Grifftechniken sind das Drücken, Reiben, Kneten und Streichen der oberflächlichen und tiefen Schichten des Körperoberfläche. Durch die bei der Massage hervorgerufenen Effekte wie Wärmegefühl, Druck, Berührung, Schmerz werden die Nervenendungen erregt. Massage vertieft die Atmung oder verlangsamt die Herzfrequenz. Sie wirkt prophylaktisch degenerativen Prozessen entgegen. Zusätzlich werden die Selbstheilungskräfte des Körpers mobilisiert. Ob energetische Muskel- oder Bindegewebsmassagen aus Europa, Shiatsu aus Japan, Akupressur aus China oder andere Formen der Reflexmassagen: Alle Ansätze gehen davon aus, dass die Oberfläche des Körpers mit inneren Organen in Verbindung steht. Zumindest aber mit dem Gehirn, denn eine Massage bewirkt nachweislich eine Erhöhung des Wohlbefindens – wie jeder massierte Mensch bestätigen kann. Die Lebensqualität wird verbessert, was vor allem für chronisch Schmerzkranke, Tumorpatienten und psychisch Kranke wichtig ist. Die psychischen und körperlichen Wirkungen sind in einer Reihe von Untersuchungen belegt worden. Besonders hervorgetan haben sich schon in den 1960er Jahren die Wissenschaftler Hansen und Schliack, die einen Zusammenhang zwischen Reflexzonen auf der Haut, vegetativen Nervensystemen und inneren Organen bewiesen. Gerade die Massageanwendungen sollten unverzüglich wieder in den Abrechnungskatalog der Krankenkassen aufgenommen werden, da sie im Rahmen von Vorbeugung und Rehabilitation hervorragende medizinische Wirkung zeigen.

Ayurveda

Ayurveda ist eines der ältesten Heilsysteme der Welt und kommt aus dem indischen Raum. Der uralte Begriff „Ayurveda" bedeutet „Wissen vom Leben". Die Inder glauben, dass die Grundlage für das Leben das Wissen ist: Wissen über Ernährung, über Biorhythmen, über Therapieverfahren, über Architektur, Partnerschaft, Verjüngungsmethoden und andere Aspekte des Lebens. Zu begreifen, woraus Leben entsteht und sich regeneriert, war der Anspruch der indischen Medizin.

Ähnlich wie die chinesische Medizin basiert auch die indische Medizin auf der Fünf-Elemente-Lehre. Sie ist wie die chinesische Medizin ein abgeschlossenes Theoriesystem, das allerdings nicht dualistisch auf dem Wechselspiel von Yin und Yang – also Fülle und Leere – aufgebaut ist, sondern auf den drei Elementen Vata, Pitta und Katta fußt. Vata steht für die Bewegung, Pitta für den Stoffwechsel und Katta für die Struktur. Ähnlich wie beim Yin und Yang gibt es unterschiedliche Energielevel dieser drei Kräfte. Diese gestalten nach der indischen Interpretation unser Leben. Alles ist Medizin, das bedeutet: Es gibt nichts in diesem Kosmos, das nicht therapeutisch verwendbar wäre, das nicht für viele Zwecke eingesetzt werden könnte, so die ayurvedische Denkweise. Alles beeinflusst die Prozesse im menschlichen Inneren und kann deren Ausgewogenheit stärken oder zerstören.

Die ayurvedische Medizin beinhaltet eine stark ausgeprägte Naturheilkunde. Viele therapeutische Maßnahmen gehen über die Körperoberfläche. Die ayurvedischen Massagetechniken sind mit das Schönste, was ich je erlebt habe, und führen, richtig angewandt, zur totalen Entspannung oder Revitalisierung. Man fühlt sich gestärkt, im Kopf klar und tatkräftig. Die Massagetechniken werden mit sehr viel Öl durchgeführt, teilweise wird man von zwei Personen gleichzeitig massiert.

Die Ernährung ist leicht, hochdifferenziert und führt zur Stärkung und Zufuhr von Energie, genauso wie zur Ableitung bis hin zur gewollten beschleunigten Ausscheidung. Aber auch Meditation und eine spezielle Haltungs- und Bewegungslehre im Rahmen des Yoga gehören zum System. Vor allen Dingen gibt es einen umfassenden Sittenkodex von der Würde des Lebens bis zur Würde des Sterbens: Der uralte Versuch, menschliche Vollkommenheit in einem in sich geschlossenen Gesamtsystem zu definieren. Es ist für mich ein faszinierendes Lebens- und Medizintheoriesystem.

Yoga, Tai Chi, Chi Gong und Feldenkrais

Seit Jahrtausenden werden in Asien Bewegungsübungen zur Stärkung und Harmonisierung des Körpers und Geistes praktiziert. Tai Chi, Chi Gong, die mit Tai Chi verbundene Lehre vom richtigen Atmen, und Yoga sind die bekanntesten Bewegungskünste. Beim Tai Chi und Chi Gong sollen bei extrem langsamen, genau vorgegebenen Bewegungen mit erheiternden Definitionen wie „den Tiger umarmen" Leib und Seele zur „heiteren" Gelöstheit „verschmelzen", Atmung und Kreislauf sowie Immunsystem und Stoffwechsel sollen aktiviert werden. Sie sind einsetzbar zur täglichen Vorsorge, aber auch zur Behandlung vieler Erkrankungen, selbst und gerade bei Krebs, so die Vorstellung alter asiatischer Ärzte und Mönche, die diese Form des Schattenboxens auch zur Selbstverteidigung weiterentwickelten. Hieraus entstanden dann später das Kung Fu, Aikido und andere Kampfkünste. Jeder, der einmal Tai Chi längere Zeit praktiziert hat, wird mit Begeisterung feststellen, wie der Kopf frei wird und Spannungen im Körper verschwinden.

Das aus Indien stammende Yoga – eine uralte medizinische Heilform – hat das gleiche Ziel und ist für uns schneller zu lernen, vor allen Dingen das Hatha-Yoga – die Lehre der Körperbeherrschung. Hierbei verharrt man eine gewisse Zeit in Stellungen, die der Natur nachgeahmt wurden. Diese Haltungen werden mit zusätzlichen Atemübungen praktiziert und verbessern den Fluss der Lebenskraft. Ich empfehle Yoga gerne bei Rückenschmerzen.

Aber auch die japanischen Zen-Kampfkünste wie Karate, Aikido oder Bogenschießen haben eine starke medizinische Kraft und stärken nicht nur Muskulatur, sondern auch Körper, Seele und Geist.

Sensibilität für seinen eigenen Körper entwickeln, für Muskelverspannungen und Bewegungseinschränkungen im Gehen, Stehen, Sitzen oder Liegen ist das Anliegen der Feldenkraismethode. Sie wurde im letzten Jahrhundert in Israel von dem Kernphysiker Moshe Feldenkrais begründet. „Bewusstsein durch Bewegung" ist die Devise dieses Therapie-Programms. Hierbei lernt man die Unterschiede zu spüren zwischen einer verordneten Haltung, einer Schonhaltung und einer natürlichen Bewegung. Rückenschmerzgeschädigte lernen beispielsweise, wie zur Entspannung der Muskulatur die Knochen mehr Gewicht tragen können. Falsche Bewegungsmuster werden Schritt für Schritt aufgelöst und der Körper neu entdeckt. Diese Methode ist sehr zu empfehlen bei Gelenkschmerzen – vor allen Dingen des Hüftgelenks – und nach Sportverletzungen.

Die anthroposophische Medizin

Die anthroposophische Medizin bemüht sich um eine Erweiterung der allgemeinen Heilkunst.

Rudolf Steiner begründete die Anthroposophie (griechisch *anthropos*: der Mensch, *sophia*: die Weisheit) am Anfang des letzten Jahrhunderts. Der ganze menschliche Organismus gilt als beseelt. Man unterscheidet vier Wesensglieder: Der „physikalische Leib" ist der Körper mit seiner Struktur. Er wird dem Mineralischen zugeordnet. Der „Ätherleib" besteht aus dem Stoffwechselsystem mit den körperbelebenden Lebenskräften und wird dem Pflanzlichen zugeordnet. Der „Astralleib" ist der Träger der Empfindungen, Gefühle, Triebe und Leidenschaften (Seele) und erhält die tierische Zuordnung. Die „Ich-Organisation" ist das menschliche Bewusstsein von sich selbst als Träger des Ichs mit unserem individuellen und geistigen Wesenskern, in dem das Selbstbewusstsein und die Selbstbeherrschung begründet sind.

Gesundheit und Krankheit werden durch die Harmonie bzw. Disharmonie dieser vier Wesensglieder erklärt. Krankheit wird als eine Herausforderung für den Körper verstanden. Sie zu überwinden bedeutet wieder zu einem Ausgleich zu kommen und neue Chancen für Körper, Seele und Geist zu entwickeln. Heilung geschieht durch Aktivierung der Selbstheilungskräfte. Neben organischen Befunden wird auch die seelische Befindlichkeit des Patienten erfasst. Ähnlich wie in der Psychosomatik und Homöopathie werden die Leidensgeschichte, Entwicklungsgeschichte, der Charakter sowie die soziale, familiäre und kulturelle Umgebung mit einbezogen. Die verwendeten Naturheilmittel spiegeln die Wesensverwandtschaft zwischen Menschen und der Natur wider und berücksichtigen die vier Wesensglieder. Diese wirken zusammen in drei Systemen. Ihnen sind zugeordnet das Denken, Fühlen und Wollen. Erstens: Nerven und Sinne (Denken). Dieses System hat eine abbauende, verhärtende Tendenz. Zweitens: das rhythmische System (Fühlen). Zu ihm gehören alle rhythmischen Vorgänge wie Atmung und Herztätigkeit. Es vermittelt zwischen den beiden anderen Systemen. Drittens: Stoffwechsel und Glieder (Wollen). Dieses System baut auf und ist aktiv, es regelt die Wachstums- und Vitalkräfte. Denken und Wollen sind die beiden großen Gegenspieler.

Gesundheit wird erreicht durch die ausgleichende Mitte. Hierzu werden verschiedene Therapieansätze wie medikamentöse Behandlung, gesunde Ernährungsweise und rhythmische Massage zur Heilung angewandt. Ein wesentliches Element ist das Gespräch. In der anthroposophischen Arzneitherapie wird mit Heilmitteln gearbeitet, die wie in der Homöopathie potenzierte Einzelmittel sind. Außerdem werden Mittel verwandt, die aus den verschiedenen Komponenten der Mineral- und Tierwelt zusammengesetzt sind.

Unkonventionelle Heilmethoden als ergänzende Medizin

All diese Verfahren sind, weil sanfter, in der Anwendung oft nebenwirkungsärmer als die schulmedizinischen Therapieverfahren. Damit ist nicht ausgeschlossen, dass es zu Komplikationen kommen kann. Als Beispiel seien die „gefährlichen Punkte" der Akupunktur genannt, bei denen es beispielsweise zu einem Kollaps kommen kann. Auch können Gebärmutterblutungen ausgelöst oder Schwindel erzeugt werden. Dennoch kommen diese Nebenwirkungen vergleichsweise selten vor und sind vergleichsweise gering.

Wie bei der Akupunktur und beim Ayurveda handelt es sich häufig um ganzheitliche, wissenstheoretisch geschlossene Systeme, die eine Regulationstherapie darstellen. Dabei kann nur reguliert werden, was gestört ist, also Funktionsstörungen wie Darmkrämpfe oder andere Schmerzzustände. Was zerstört ist, wie z. B. Bandscheibenvorfälle, entzieht sich einer Behandlungsmöglichkeit durch Akupunktur. Nur ein Teil des Schmerzes kann begleitend therapiert werden.

In einigen Kliniken wird Akupunkturanästhesie zur Unterstützung eingesetzt, um gewisse Operationen kreislaufschonender und mit weniger Anästhesieleistung durchzuführen.

Erfolgreich ist der Einsatz von Naturheilverfahren zur Linderung oder Beseitigung chronischer Leiden, denen mit schulmedizinischen Verfahren nicht beizukommen ist bzw. deren medikamentöse Dauerbehandlung (z. B. bei Schmerzen oder chronischem Ekzem wie Neurodermitis) den Patienten gesundheitlich belastet. Häufig kann die Individualtherapie optimiert werden, besonders wenn der Patient aktiv eingebunden wird (z. B. durch eine veränderte Ernährung).

Zu diesen Eigenschaften – Ganzheitlichkeit, Nebenwirkungsarmut und Sanftheit der Anwendung – kommt hinzu, dass die Mittel überwiegend preisgünstig sind. Bei den Akupunkturnadeln handelt es sich um Pfennigartikel, homöopathische Mittel und Phytotherapeutika liegen auf dem untersten Preisniveau aller Medikamente.

Verbindung von Schulmedizin und Naturheilkunde zu einer ganzheitlichen Medizin

Nach dem Motto: „Die Kunst des Heilens ausüben, aber gleichzeitig die Wissenschaft beherrschen" ist eine Integration der verschiedenen Medizinschulen und therapeutischen Möglichkeiten für mich Grundlage meines medizinischen Handelns.

In den verschiedenen Teilgebieten der Naturheilkunde und alternativen Heilverfahren liegen wesentliche Elemente für eine zukünftige ganzheitliche Medizin. Es geht darum, das Alte mit dem Neuen zu verbinden. Sich den traditionellen Heilweisen zu nähern und zu versuchen, sie in ihrem eigenen Denkgebäude zu verstehen. „Wer heilt, hat Recht": Wir sollten aus den verschiedenen Therapieansätzen der Kulturen lernen und die Methoden wissenschaftlich untersuchen. Hochkarätige Wissenschaft ist hierzu notwendig, nicht aber seichtes Spekulieren um den Erfolg eines Therapieverfahrens. Medizin und Geisteswissenschaften verfügen über hervorragende und erprobte Forschungsmethoden.

Da die Schulmedizin kein in sich geschlossenes wissenschaftstheoretisches bzw. medizintheoretisches System darstellt und wir noch viele Jahrzehnte brauchen werden, um eine ganzheitliche Medizintheorie zu entwickeln, besteht gerade heute eine große Chance für eine integrative, kulturübergreifende Medizin. Ob chinesische Medizin oder Ayurveda, ob Heilkräutertherapie oder schulmedizinische Pharmazie oder Heilkräuter, ob Muskelmassagen, Bindegewebsmassagen, Fußsohlenreflexmassagen oder Osteopathie, ob körperliche Untersuchung, Operationen, Labormedizin und radiologische Diagnostik: Alle Schulen und Behandlungsverfahren haben ein einziges Ziel – uns Menschen zu helfen und zu heilen.

Jede Schule hat ihre eigene Sprache und Definitionen. Die Grundvorstellungen sind sicherlich unterschiedlich. Der körperbezogene Ansatz ist beispielsweise ein anderer als der psychotherapeutische. Die eine Schule behandelt primär den Körper ohne die Seele und die andere Schule eher die Seele ohne den Körper. Beides ist in dieser Extremform falsch; beide Schulen müssten deshalb dringend in einen Dialog treten.

Aus meiner Sicht wäre es besser, Körper, Seele und Geist in der Behandlung nicht zu trennen, sondern von „Körpergeist" und „Seele" zu reden. Der Mensch ist ein sehr komplexes Lebewesen, und die psychischen Reaktionen wirken im gesunden wie im kranken Zustand ständig auf den Körper – und umgekehrt. Von daher ist die Einzelbetrachtung der Organe oder Zellen unter rein naturwissenschaftlichen Gesichtspunkten nur ein begrenzter Ansatz. Denn die übergeordneten Steuerungsprozesse sind ständig ineinander verwoben: Es besteht etwa eine Beziehung zwischen den Organsystemen über das Blutsystem, die Hormone und das vegetative Nervensystem. Andererseits wirkt auch die Psyche genau über diese Systeme wieder auf den Körper, und zwar wiederum mit Hormonausschüttungen, die über die Blutbahn verteilt werden, und über die Stimulierung des vegetativen Nervensystems.

Unsere Schulmedizin hat durch die hervorragenden Ergebnisse der Einzelwissenschaften bis hin zur Mikrobiologie und Genetik alle Voraussetzungen geschaffen, die Integration, die Synthese der verschiedenen Heilweisen zu beginnen. Das integrative Verständnis beispielsweise der chinesischen Medizin, die etwa Schulterschmerzen mit der Leber in Zusammenhang bringt und gleichzeitig auch noch Augensymptome und bestimmte psychische Erscheinungen zuordnet, wird auf einmal verständlich. Die Beziehungen zwischen Wirbelsäule und Ohren, Herz- oder Nierenschmerzen und Kältegefühlen der Füße wären ebenfalls direkt aus der Schulmedizin ableitbar, da für Ohrgeräusche wie beim Tinnitus häufig auch die Halswirbelsäule mitursächlich ist, ebenfalls einige Arten von Herzschmerzen oder Schmerzen in der Nierengegend. Kalte Füße oder Frösteln sind häufig Ausdruck eines überreizten vegetativen Systems.

Wir tun also gut daran, die Sprache und Definitionen des jeweils anderen Heilsystems zu lernen. Dann ist die wissenschaftliche Grundlage für eine integrative Medizin gelegt. Mein Appell richtet sich gegen den Dogmatismus einzelner Ärzte und Therapeuten der unterschiedlichen Schulen und plädiert für die Zukunft einer ganzheitlichen integrativen Medizin und Medizintheorie.

Ernährung ohne Inhalt: Die Nahrungsergänzungsmittel

Die Ernährungsgewohnheiten unserer Kultur haben sich verändert. Viele Menschen haben eine Vorliebe für Fertiggerichte oder Fastfood. Das traditionelle Kochen nimmt ab und damit verbunden leider auch die regelmäßigen Zusammenkünfte der Familien. Die Folge: Große Bevölkerungsgruppen ernähren sich falsch und werden mit Vitalstoffen (Vitaminen, Spurenelementen, Mineralstoffen) unterversorgt. Auch die Lebensmittel selbst sind häufig minderwertig oder geschmacksarm, da moderne Anbaumethoden oft dazu führen, dass die Konzentration der Vitalstoffe im Gemüse oder in den Früchten gering ist. Diese Ernährung kann nicht nur körperliche Mangelsymptome verursachen, sondern auch zu psychischen Veränderungen führen. In anderen Ländern wie in Amerika ist das Problem der Mangelversorgung schon längst erkannt; hier nehmen ca. 40 Prozent der Bevölkerung Vitamine und Mineralien in Form von Nahrungsergänzungsmitteln zu sich. Nun könnte man meinen, dass diese Menschen Opfer unsinniger Werbung und Marketingstrategien seien.

Für unsere Gesundheit sind sowohl vorbeugend als auch therapeutisch die Vitalstoffe von höchster Bedeutung, und zukünftige Gesundheitspolitiker sollten darauf achten, dass nicht nur die Ernährung wieder nährstoffreicher wird, sondern auch das Angebot der Nahrungsergänzung im medizinischen Angebot enthalten ist.

Eine gute Atmosphäre schafft Vertrauen

Noch heute erinnere ich mich an die furchterregend aussehenden Durchleuchtungsgeräte in der Röntgenabteilung und daran, wie ich als Vierjähriger in ein solches Gerät hineingefahren wurde – ohne die Anwesenheit oder Hilfe der Eltern. Ganz deutlich erinnere mich an meine Angst in dem total abgedunkelten Raum und die Stimme des Arztes: „Einatmen, ausatmen, nicht mehr atmen." Dabei wurde ich hoch- und runtergefahren, gekippt und meine Lunge auf eine Lungenentzündung untersucht. Anschließend wurde ich zwar dann doch vom Arzt in den Arm genommen und getröstet – aber es war zu spät. Diese Episode ist mir immer im Gedächtnis geblieben. Gelernt habe ich daraus: Das Vertrauen zum Arzt, zum therapeutischen Team, entsteht nur durch das Gespräch und das Zuhören vor den technischen Eingriffen, seien es Spritzen, radiologische Untersuchungen, eine Vollnarkose oder ambulante Operationen. Die fürsorgliche Vorbereitung auf alle Maßnahmen und der liebevolle Trost vorher, während und nach einer Behandlung sind entscheidend für das zwischenmenschliche Vertrauen. Es vertieft die Arzt-Patient-Beziehung und schafft wechselseitige Anerkennung und Respekt. Viele Ängste sind vermeidbar, wenn die Atmosphäre freundlich ist und kurz erklärt wird, was passiert. Das Schlimmste ist wirklich, irgendwo abgestellt zu werden, beispielsweise vor dem Röntgenraum, ohne zu wissen, was geschehen soll oder wann es geschehen soll, alleine – fast immer ohne Begleitung von Angehörigen oder Vertrauenspersonen –, vielleicht sogar entblößt und frierend ohne Decke dazuliegen und sich absolut ausgeliefert zu fühlen.

Nicht nur durch Freundlichkeit, sondern auch durch eine ansprechende Gestaltung können Angst und Besorgnis reduziert werden: Musik im Hintergrund, freundliche Farben, Gemälde an den Wänden, Pflanzen usw. In meinem Institut habe ich den Linolfußboden durch Parkett ausgetauscht, auch dies im Interesse des Wohlbefindens der Patienten. Was die Hygiene betrifft, gibt es kein Problem.

In diesem Bereich ergibt sich für Design und Raumgestaltung ein großes und schönes Aufgabenfeld. Ich denke zunächst einmal an medizinische Geräte, die in der Vergangenheit allein unter funktionalen Gesichtspunkten entworfen wurden. Form- und Farbgebung bei Geräten, Instrumenten, Möbeln und bei der Raumgestaltung können auf Patienten abschreckend, aber auch motivierend und beruhigend wirken und Angst nehmen. Ein am Wohlbefinden des Patienten orientiertes Design und eine entsprechende Innenarchitektur können mit Bildern, Pflanzen, schönen Stoffen und Farben eine vertrauenswürdige Umgebung schaffen.

Unter diesem Aspekt wurde der erste offene Kernspintomograph, in dem ich meine allerersten Eingriffe durchführte, von Professor Leon Kaufmann in San Francisco entwickelt. Kaufmann konstruierte einen tempelförmigen Tomographen, der an allen vier Seiten geöffnet werden kann. Aufgrund dieser Bauweise ist das Gerät auch für Patienten mit klaustrophobischen Problemen zu nutzen. Es erlaubt neben der Diagnostik zudem Eingriffe. Mittlerweile haben sich diese Geräte zum Renner im medizinischen Großgerätegeschäft entwickelt, so dass fast jeder Hersteller sie inzwischen in großer Stückzahl produziert und verkauft.

Hochwertiges Design steht für Kommunikation: Nicht Maschine und Technik stehen im Vordergrund, sondern der Mensch mit seinen Gefühlen und Ängsten.

Umweltmedizin – eine noch unterbewertete Disziplin

Wir Menschen sind Teil der Natur, Teil eines ökologischen Netzwerkes in der Mitwelt von Tieren und Pflanzen, von Erde, Luft, Wasser. Diese Mit- und Umwelt gilt es zu pflegen, zu erhalten und an vielen Stellen zu rekultivieren. Heute mehr denn je, wo doch im letzten Jahrhundert durch die industrielle Revolution und Kriege viele dramatische Schäden angerichtet wurden.

Es geht um uns selbst und unsere Gesundheit, aber auch um die Zukunft der Menschheit insgesamt. Der Medizin stellt sich eine neue Aufgabe: nicht nur das nachhaltige Engagement für die Natur und Behebung – Heilen – von Umweltschäden, sondern auch die Behandlung von umweltbedingten Krankheiten sowie das vorsichtige und umweltbewusste Nutzen von Naturprodukten für unsere Gesundheit.

Ein Beispiel: das heilende Potenzial der Meere

Ich selbst bin begeisterter Hobby-Schnorchel-Taucher und kenne aus eigenem Erleben den Genuss, den die Unterwasserflora und -fauna uns beim Anschauen bereitet, in der Ruhe der Tiefe. Ein ganz eigenes, fast berauschendes Gefühl, das gerade für mich fast den Charakter von Meditation besitzt.

Es ist höchste Zeit, dass wir das Meer als ganz eigenen, gigantischen Lebensraum begreifen, den wir bewahren müssen.

Stoffe, die in der Unterwasserwelt vorkommen, können für die Medizin bzw. den therapeutischen Einsatz verwendet werden. Das interessiert mich als Mikrotherapeuten natürlich sehr.

Ein Beispiel hierfür ist das Forschungsprojekt „Nomatec" – „Novel Marine Technologies" –, geleitet von den Meeresbiologen der Essener Universität. Thema ist die Erforschung der erstaunlichen Heilkräfte der Schwämme. Das Forschungsprojekt sucht neue Technologien zur umweltfreundlichen Nutzung mariner Rohstoffe, vor allem für die Medizin. Geforscht wird hauptsächlich in der Forschungsstation Stareso an der Nordküste Korsikas. Professor Schumacher und sein Team kommen mehrmals im Jahr dorthin und treffen auf Wissenschaftler aus anderen EU-Ländern. Hauptziel der Wissenschaftler ist es, ein Verfahren zu entwickeln, um Schwämme in großem Maß zu züchten.

Denn die verschiedenen existierenden Schwammarten gelten als pharmazeutisch hochinteressant. Schon die Fischer im Altertum setzten sie gegen allerlei Leiden ein. Heute weiß man, dass einige Schwämme Wirkstoffe enthalten, die sogar das Wachstum von Krebszellen hemmen. Extrakte aus bestimmten Höhlenschwämmen stoppen die Vermehrung von Aids-Viren, und Produkte des Zitronenschwammes lindern den lästigen Herpes. Biologen erklären das Phänomen so: Schwämme müssen sich als festsitzende Bioorganismen im Meer gegen Fraßfeinde behaupten, und das tun sie mit allerlei Stoffen, auch giftigen.

Bisher mussten die Schwämme mühsam vom Meeresboden gesammelt werden. Das dauert lange und ist zu unergiebig für eine kommerzielle Nutzung. Das Essener Team plant nun, bei der Züchtung auf ein von ihm entwickeltes Verfahren zurückzugreifen, das bereits im Roten Meer zur Reparatur und zum Bau von Korallenriffen angewendet wird: „Electrochemical Reef Construction". Ein dünnes Drahtgeflecht wird unter Wasser im Boden befestigt und an eine Stromquelle angeschlossen. Als Energiequelle dient die Sonne, die über Photovoltaik-Anlagen am Ufer „eingefangen" wird. Mit Hilfe von Sonnenkollektoren erfolgt eine Elektrolyse. Im Meerwasser gelöste Kalzium- und Magnesiumionen scheiden sich ab und überziehen in wenigen Wochen die Maschendrahtkonstruktion mit einem Kalksubstrat. Wird der Strom abgeschaltet, siedeln sich Meeresorganismen an. Darunter können die Schwämme, die zuvor in kleine Stücke zerschnitten worden sind, in aller Ruhe wachsen. Auf diese biotechnologische Art sollen später verschiedene Prototpyen von Schwämmen gezüchtet werden. Dabei gibt es noch viele offene Fragen: Unter welchen Bedingungen gedeihen Schwämme, die hochdifferenzierte Organismen sind, am besten und schnellsten? Wie schnell wachsen sie? Wie können sie in der Zuchtphase optimal ernährt werden? Wie können wir sie, aber auch andere Pflanzen, zur Rekultivierung von zerstörten Riffen oder anderen Meeresarealen nutzen? Wir wissen noch viel zu wenig über die Ökologie der Schwämme.

Dieses Forschungsprojekt hat nicht nur eine biologische Bedeutung, sondern auch eine sozioökonomische: Zur Zeit wird das Mittelmeer fast ausschließlich vom Tourismus und der Fischerei genutzt. Die Schwammzucht für die Medizin könnte neue Arbeitsmarktperspektiven schaffen.

Neben den Schwämmen widmet sich das internationale Forschungs-projekt den Seegraswiesen. Sie sind die Kinderstuben vieler mariner Lebewesen und spielen eine Schlüsselrolle in der Ökologie der Küsten-gewässer. Aber auch sie sind bedroht. Häufig werden sie durch Schiffe und Anker aus dem Meeresboden herausgerissen und beschädigt. Ihre Wiederherstellung wollen die Biologen des Essener Teams ebenfalls mit der elektrochemischen Methode durchführen. Sie ist gut geeignet zur Rekultivierung von Unterwasserlandschaften wie beispielsweise der zer-störten Korallenriffe am „Great Barrier Reef" in Australien, die ich mit eigenen Augen gesehen habe. Es tut weh zu sehen, wenn auf einmal die Farbenpracht ins Grau in Grau einer leblosen Landschaft übergeht. Zum Glück hat mittlerweile auch hier eine Rekultivierungskampagne begonnen.

Wasser ist der wichtigste Rohstoff der Zukunft für uns und alle an-deren Lebewesen. Wir selbst bestehen zu über 90 Prozent aus Wasser. Vor diesem Hintergrund ist eine langfristige, globale Perspektive gefragt und der schonende Umgang mit Ressourcen weltweit.

Die Natur erhalten statt zerstören, egal, ob etwas nützlich scheint oder nicht, ihre Wunder erkennen und achten und für unsere Kinder er-halten, für eine friedliche Welt – das halte ich für eine ganz wesentliche Aufgabe.

Zunahme der Gesundheitsschäden durch Industrialisierung

In den industrialisierten Ländern nimmt die Belastung der Menschen durch chemische und physikalische Beeinträchtigungen ständig zu. Al-lein in Deutschland reagieren bereits rund 14,5 Mio. der über 14-Jähri-gen auf unterschiedliche Stoffe und Umwelteinflüsse allergisch. Smog und Ozon spielen dabei eine große Rolle. Mittlerweile gibt es Menschen, bei denen schon geringe Spuren von Chemikalien, z.B. in Reinigungs-mitteln oder Parfums, zu schweren allergischen Reaktionen führen. Das Phänomen ist unter dem Begriff „Multiple Chemical Sensitivity" (MCS) in den USA als Krankheit anerkannt.

Die Behandlung von Allergien und ihrer Symptome verursacht Kos-ten in Milliardenhöhe. Auch aus diesem Grund ist der Aufbau eines Netzwerks von umweltmedizinischen Ambulanzen äußerst wichtig.

Das allgemeine Wissen um Gefährdungspotenziale durch chemische Gifte wie Dioxin oder physikalische Belastungen durch Radioaktivität,

Lärm oder Licht ist in den letzten Jahren sehr gestiegen. Die Wirkmechanismen äußerer Schädigungen der Haut und die Aufnahme von Giften durch die Nahrung oder Luft sind bekannt. Täglich gewinnen wir mehr Erkenntnisse über die sogenannten „kumulativen Wirkungen" – also das Zusammenwirken und die Speicherung von verschiedenen Schädigungen im Körper. Es fehlen jedoch immer noch geeignete Institutionen, die nicht nur das Schädigungspotenzial von chemischen oder physikalischen Giften analysieren, sondern auch ein umfassendes Angebot an therapeutischen und vorbeugenden Maßnahmen anbieten.

Die Aufgabenstellung zukünftiger Umweltambulanzen sollte sich deshalb nicht nur darauf konzentrieren, allgemeine Analyseleistungen bereitzustellen, sondern sich in erster Linie an regionalen Besonderheiten der ortsansässigen Industrie und den sonstigen Schädigungspotenzialen des Standortes ausrichten. Umweltmedizinische Ambulanzen der Zukunft sollten über folgende Einrichtungen verfügen können: Diagnoseeinheit, Umweltmedizinlabor (chemische und physikalische Umweltanalytik), Untersuchungs- und Beratungsstelle (Allgemeinmediziner, Fachärzte und Psychologen) sowie Informations- und Dokumentationsstellen.

Es wäre sinnvoll, die umweltmedizinischen Leistungen in Zusammenarbeit mit spezialisierten Arztpraxen und Klinikabteilungen anzubieten und Laboratorien, Forschungseinrichtungen sowie Behörden hinzuzuziehen. Die Angebotspalette der Schadstoffanalysen reicht von Industrieanlagen, Haus, Garten über Mensch und Tier; doch sie muss auf jeden Fall erweitert werden, insbesondere mit spezifischen Entsorgungskonzepten für Gebäude- und Landschaftsentsorgung (Asbest, Formaldehyd, Benzol, Schwermetalle, Pilze usw.), Entgiftung von Mensch und Tier, Beratung zur Rekultivierung von verseuchten Landstrichen und Gewässern.

Zum Aufgabenbereich der Umweltambulanz sollte auch die Betreuung von Risikogruppen gehören, darüber hinaus epidemiologische Untersuchungen und der Aufbau von speziellen Datenbanken.

Arbeitsplätze in der Umweltmedizin

Das Potenzial für Arbeitsplätze im Bereich der Umweltschutztechnik, Umweltanalytik und Umweltmedizin ist gewaltig. Es reicht von der Forschung und Entwicklung von Prototypen über Produktion und Vertrieb bis hin zu Leistungen in umweltmedizinischen Zentren. Ärzte, Ingenieure, Naturwissenschaftler, Techniker und viele andere Berufsgruppen können in dieser Branche ihr Auskommen finden. Es werden natürlich auch ganz neue Berufsfelder entstehen.

Eine weitere Zukunftsbranche ist die baubiologische Planung. Wenn in Zukunft Städte, Straßen und Gebäude auch unter medizinischen Gesichtspunkten entworfen werden, brauchen wir entsprechende Spezialisten wie Bauingenieure, Architekten, Raumplaner, Landschaftsarchitekten sowie Klima- und Wasserexperten oder Physiker. In interdisziplinärer Zusammenarbeit können sie Konzepte entwickeln, mit denen es möglich ist, geschädigte Naturräume zu sanieren und zu rekultivieren, z. B. Chemiehalden oder verstrahlte Böden und Gebäude zu entsorgen.

Auch das Bauen wird sich verändern, weil neue ökologische Materialien zur Herstellung von Gebäuden, Möbeln und Straßen gebraucht werden. Innovative Felder für Beschäftigung können auch vom Einsatz neuer integrativer Energieansätze – auch für Medizingeräte – und neuer Recyclingkonzepte ausgehen. Warum können wir nicht herkömmliche Stromversorgung von medizinischen Elektrogeräten mit Solarenergie kombinieren? Kleinstgeräte oder Handys zur Herzrhythmusüberwachung könnten heute bereits ganz mit Solarstrom betrieben werden (es gibt auch schon Handys, Radios, Taschenlampen, die mit einer Kurbel aufgezogen werden).

Recycling ist auch bei medizinischen Geräten und Instrumenten möglich, ebenso die Trennung von Elektronikschrott, Kunststoff, Plastik und Metallen, besonders Edelmetallen wie Titan oder Aluminium.

Umweltmedizin und Umweltmedizintechnik werden im 21. Jahrhundert sehr stark an Bedeutung gewinnen. Hier liegen große Chancen, ein vorbildliches Netzwerk aufzubauen. Durch die Bündelung von Kompetenzen und eine Zusammenführung gewachsener Strukturen in Medizin, Naturwissenschaft, Ingenieurswesen, Technik und Architektur könnte Europa in der Umweltmedizin eine Vorreiterrolle einnehmen – zur Verbesserung und Sicherung der Lebensgrundlagen und der Lebensqualität für alle.

Kapitel 3
Krankheiten verhindern ist besser als heilen

Vorbeugen ist besser als therapieren: Diese alte Weisheit gilt uneingeschränkt auch heute im Zeitalter der Informationsgesellschaft.

Erkrankungen des Bewegungsapparates, des Herzens, der Gefäße und der Gelenke bilden neben Tumoren und Steinen sowie Diabetes, Asthma und Allergien das zentrale Gesundheitsproblem in allen Industrieländern. Diese Leiden sind die modernen Geißeln der westlichen Welt. Sie belasten die sozialen Sicherungssysteme am stärksten. Gerade deshalb liegt hier der Ansatzpunkt für die Medizin der Zukunft. Ein zentrales Aufgabenfeld wird die Fortentwicklung schonender Behandlungsmethoden bei Operationen und in der Diagnostik sein. Verstärkte Anstrengungen müssen aber auch auf dem Gebiet der Vorsorge unternommen werden.

Die Volkskrankheiten in den westlichen Ländern sind andere als in den Entwicklungsländern: Bei uns sterben keine Menschen, weil sie nichts zu essen haben. Viele Erkrankungen ergeben sich gerade aus dem übermäßigen Verzehr von Lebensmitteln. Heute schon ist jedes vierte Kind zu dick. Hier gilt es anzusetzen, denn die Probleme bei übergewichtigen Kindern und Jugendlichen sind gewaltig: Sie bleiben häufig dick, auch im Erwachsenenalter. Daraus ergeben sich schlimmste Folgeschäden mit Stoffwechselstörungen wie der Zuckerkrankheit (Diabetes), Probleme mit Gelenken und der Wirbelsäule, mit Herz und Kreislauf. Große Sorge macht uns die Dunkelziffer bei Diabetikern: Ihre Zahl steigt rapide an, besonders bei Jugendlichen!

Nahrungsmittelallergien nehmen zu

Allergien sind dramatisch auf dem Vormarsch. Mit der Entwicklung ständig neuer chemischer Produkte und gentechnisch veränderter Nahrung werden unsere Körper zunehmend mit „Fremdstoffen" überschüttet. Und auch Tiere und Pflanzen haben keine Chance, sich daran anzupassen. Folge sind nicht nur die toxische, also giftartige, Einwirkung auf Organismen mit zunehmenden Krebserkrankungen, Magen- und Darmgeschwüren, Hautveränderungen und Zellsterben in anderen Organen, sondern gerade auch Allergien. Allergien sind überschießende Reaktionen des Immunsystems, bei denen der Körper meistens versucht, den als fremd erkannten Stoff loszuwerden. Es genügt dazu ein Molekül dieses Stoffes. Allergien reagieren nach dem Prinzip „Ganz oder gar nicht". Es gibt Allergien vom Soforttyp mit heftigsten lebensbedrohlichen (anaphylaktischen) Zuständen und Allergien mit verzögerten, teilweise schleichenden Reaktionen. Allergische Krankheiten bzw. Reaktionen kennt jeder: Asthma, Neurodermitis, Kontaktallergien z. B. auf Nickel und Gummihandschuhe oder Nahrungsmittelallergien. Letztere sind auf dem Vormarsch.

Meine Frau und ich sind selbst Betroffene. Wir beide haben eine Nahrungsmittelallergie. Meine Frau bekam vor vielen Jahren während eines Abendessens mit einem leckeren Muschelgericht ein Jucken in den Ohren, geschwollene Finger und kurze Zeit später Atemnot. Zum Glück hatte ich Kortison und andere Mittel zur Injektion dabei. Ich konnte die schlimmste Phase damit behandeln, und dann fuhren wir sofort ins Krankenhaus. Seit dieser Zeit wird jede Nahrung genau auf Muscheleiweiß untersucht. Andere Menschen können aber genauso heftig auf Orangen, Äpfel, Nüsse, Soja, Mais oder Erdbeeren reagieren, besonders wenn diese gentechnisch verändert sind. Auch Konservierungsstoffe können Auslöser von Allergien sein. Unsere Medizin ist auf diese Form der Allergien kaum vorbereitet.

Zunehmend häufiger verbreitet ist die Unverträglichkeit von Kuhmilch. Davon sind 95 Prozent aller Menschen betroffen, vor allen Dingen Asiaten. Milch vertragen Menschen der Länder, in denen das Stillen durch Flaschennahrung mit Kuhmilchprodukten ersetzt wurde, besser – zumindest einige Jahrzehnte. Dann versagt oft auch bei ihnen die Kraft des Milchzucker spaltenden Enzyms Laktase, welches durch die Umgewöhnung bei diesen Menschen stärker gebildet wurde. Ziegen- oder Schafmilchprodukte werden in der Regel gut vertragen, genauso wie Produkte, in denen die Laktose von Bakterien oder Pilzen umwandelt wurde wie Joghurt, Kefir oder bestimmte Käsesorten. Aber man kann auch allergisch auf Milchzucker reagieren. Die Übergänge sind fließend. Völlegefühl, Blähbauch mit oder ohne Herzsymptome, plötzlicher Durchfall, Sehstörungen oder auch Zahnfleischbluten können die Folge sein. Das Wissen über die Milchunverträglichkeit ist immer noch gering, einfache Tests gibt es nicht – nur Auslassversuche helfen wirklich weiter. Weder Bäcker noch Lebensmittelmärkte noch Restaurants oder Hotels sind auf diese Nahrungsmittelunverträglichkeit eingestellt. Meistens wissen die Menschen selbst – wie ich noch vor einiger Zeit – überhaupt noch nicht von ihrer Allergie und missdeuten ihre Symptome. Hier besteht eine riesige Marktlücke für entsprechende Produkte und eine medizinische Herausforderung für Aufklärung und Versorgung.

Gesundheitserziehung in Schulen: Kinder als „Botschafter für Gesundheit"

Wer die Menschen für eine eigenverantwortliche Gesundheitsgestaltung gewinnen möchte, muss bei den Kindern anfangen. Vereinzelte Projekte gibt es ja bereits, aber die Integration in den Grundschulunterricht würde meiner Überzeugung nach ein entscheidender Durchbruch sein. Schon in der Grundschule sollte damit begonnen werden in Abstimmung mit den Lehrern, auch und vor allem den Sportlehrern. Unterrichtsinhalte könnten Themen wie die grundlegenden Funktionen des menschlichen Körpers, die Wahrnehmung von Körpersignalen als Hinweis auf entstehende Krankheiten, gesunde Ernährung, die richtige Sitzhaltung, entlastende Sport- und Bewegungsübungen, die Bedeutung der Natur und die Rolle des Menschen als Teil des Ökosystems sein. Aktuelle Probleme wie BSE oder Aids könnten als Einstieg genutzt werden. Auch die Kooperation mit den Hausärzten der jeweiligen Region halte ich für notwendig. Sie und auch Fachärzte sollten in den Unterricht einbezogen werden. Übergeordnetes Unterrichtsziel müsste es sein, dass Kinder Verantwortung gegenüber dem eigenen Körper und der eigenen Gesundheit übernehmen und hierzu konkrete Ratschläge erhalten: Wie beuge ich Haltungsschäden vor? Was passiert, wenn ich zu viele Süßigkeiten und zu oft Fastfood esse? Der Sportunterricht sollte weniger im Sinne von Leistungssport begriffen werden, sondern viel eher als Freude an der Bewegung. In diesem Sinne sollte auch die Benotung im Sportunterricht abgeschafft werden. So könnte ohne großen Aufwand ein Gegengewicht zu der zunehmenden Stress- und Konkurrenzsituation unter den Schülern aufgebaut werden. Gerade im gemeinsamen Sport- und Gesundheitsunterricht bietet sich die praktische Vermittlung des Themas Toleranz an: die Achtung vor dem Menschen und der Schöpfung, Rücksicht gegenüber kranken, behinderten und alten Menschen. Sinnvoll ist also: Mehr junge Sportlehrer einstellen und mehr Sportunterricht anbieten. Schon die Erstklässler leiden unter Bewegungsmangel, gerade in den Großstädten. Auch die Verbindung zu den Sportvereinen, wo talentierte Schülerinnen und Schüler nachmittags weitergefördert werden könnten, sollte aktiver gestaltet werden. Sportinternate für begabte Schüler sollten selbstverständlich sein. Hier fehlen wichtige Elemente in unserem Schulsystem. Als begeisterter Sportler hätte ich selbst liebend gerne solche Angebote genutzt, wenn sie denn verfügbar gewesen wären.

Für den Gesundheitsunterricht geeignet sind sicherlich Sozialkunde- oder Sportlehrer mit einer entsprechenden Zusatzausbildung, aber auch Ärzte, Health-Care-Manager oder Physiotherapeuten könnten bei entsprechender pädagogischer Fortbildung eingesetzt werden und Kinder zu „Botschaftern für Gesundheit" erziehen. Die Kinder würden ihr Wissen sicherlich leidenschaftlich z.B. in die Familie oder Vereine transportieren. Wir könnten mit diesem Projekt sofort beginnen, wenn sich die Haus- und Fachärzte in den Schulen vor Ort engagieren würden.

Als Allererstes könnte dann endlich einmal eine Kampagne für vernünftige Stühle in der Schule gestartet werden: „Neue Stühle für Schulen". Seit meiner Kindheit sind Schulstühle für mich ein Greuel. Ich habe immer darauf gewippt, weil die Sitzposition unbequem war, unsere jüngste Tochter hat heute noch das Problem mit den Stühlen und deshalb eine Spezialsitzstellung entwickelt: abgekippt auf den hinteren Enden und dann den Stuhl nach vorne an den Tisch ziehen. Sie hat mich beim Lesen dieses Kapitels darauf aufmerksam gemacht. „Setz dich doch mal für neue Stühle für uns ein!", sagte sie zu mir, „dann hätten wir weniger Rückenprobleme."

Den Volkskrankheiten vorbeugen: Möglichkeiten moderner Medizin nutzen!

Es mag zunächst wie die Quadratur des Kreises klingen: ineffektive Kosten zu senken, dabei die Versorgungsqualität anzuheben und bei alledem Fürsorglichkeit und Zuwendung nicht aus dem Auge zu verlieren. Aber es ist möglich.

Zunächst gilt es mit einem Vorurteil aufzuräumen: Die Erschließung von Wirtschaftlichkeitsreserven ist nicht gleichbedeutend mit der Verschlechterung des medizinischen Leistungsumfangs. Die Versorgung von Patienten ist dann optimal, wenn alle Beteiligten und alle Bereiche des Gesundheitssystems in bestmöglicher Form miteinander vernetzt sind und kommunizieren. Dabei ist der ganzheitliche Ansatz Körper – Seele – Geist entscheidend. Heute begreift das Gesundheitswesen den Menschen leider immer noch als eine Summe von Funktionen, von denen einzelne gestört sein oder ganz ausfallen können.

Es geht also darum, medizinische Inhalte nicht ständig mit Kosten zu verwechseln und nur den finanziellen Aspekt zu sehen. Wir sollten uns vor allem mit den Fragen auseinandersetzen, welche Qualität der Krankheits- bzw. Gesundheitsversorgung wir haben wollen, welches Netzwerk entstehen soll und welche Summe des Bruttosozialproduktes uns Gesundheit letztlich wert ist. Um dies zu klären, werden wir nicht umhin können, auch die kulturelle Dimension des Themas in den Blick zu nehmen: Welches Menschen- und Weltbild legen wir zugrunde, wenn es um die Zukunft der Medizin geht?

Schaffen wir es, die Teilbereiche des Gesundheitssystems optimal zu vernetzen und die Menschen zur Zusammenarbeit zu motivieren, dann können wir Krankheiten schneller und effizienter behandeln. Um das zu erreichen, müssen wir jedoch das Blockdenken in den einzelnen Teilbereichen überwinden. Gleichzeitig gilt es, die Vorsorge im ambulanten, stationären und teilstationären Bereich auszubauen. Akutbehandlung und Rehabilitation, Schul- und Alternativmedizin (Komplementärmedizin), psychosozialer Bereich, das Netzwerk von Hausärzten, niedergelassenen Fachärzten, Krankenhäusern, und Kompetenzzentren müssen Zug um Zug weiterentwickelt werden.

Selbstverständlich ist es richtig, Einsparpotenziale auszuloten. Jedoch fehlt es den Entscheidungsträgern oft an Fachwissen, oder sie beurteilen medizinische Sachverhalte auf der Grundlage von veraltetem Fachwissen. Dieses Defizit ist in erster Linie eine Folge des rasanten Erkenntniszuwachses in allen Wissenschaftsbereichen. Für die Medizin gilt dies in besonderer Weise; hier verdoppelt sich das Wissen alle fünf Jahre oder, wenn man den Bereich der Bio- und Gentechnologie ansieht, sogar noch schneller. Ärzte sind verpflichtet, sich auf dem Laufenden zu halten und an Weiterbildungen in ihren Fachgebieten teilzunehmen. Dies gilt jedoch weder für Gesundheitspolitiker noch für die Menschen, die bei den Krankenkassen und medizinischen Diensten entscheidende Funktionen haben.

Der Tod durch Herzinfarkt trifft uns auf der Straße

In Deutschland sterben jährlich 90 000 Menschen an einem Herzinfarkt, und bei bis zu 270 000 Herzinfarktereignissen ist er heute noch die häufigste Todesursache in Deutschland. Dies ist eine erschreckende Zahl, wenn man bedenkt, dass wir in einer Industrienation mit einem sehr hohen medizinischen Standard leben. Der Tod tritt meistens auf dem Weg zur Klinik ein; in der Klinik ist der Patient in Sicherheit. Der Herzinfarkt hat sich häufig nicht angekündigt, auch das EKG kann in den Stunden vor dem Infarkt noch normal sein! Also muss man viel früher Informationen über den Zustand der Herzgefäße bekommen, um einen drohenden Herztod zu verhindern.

Zur Prävention von Herzinfarkten gibt es bereits seit ca. 1980 äußerst effektive Verfahren. Die ultraschnelle Computertomographie lässt eine katheterlose Darstellung der Herzkranzgefäße zur Vorsorgediagnostik zu. Auf diese Weise können selbst winzigste Verkalkungen und Auflagerungen von Bindegewebe und Fett in und an den Wänden der Gefäße (sogenannte Plaques) sichtbar gemacht werden – und das oft Jahrzehnte vor einer Verengung der Gefäße, also in einem sehr frühen Stadium. Die Durchblutung der Herzmuskulatur ist mit Kernspintomographie sichtbar zu machen, die genauso zur Gewebevitalitätsprüfung und Darstellung von Infarktzonen eingesetzt werden kann. Aber mehr als zehn Jahre nach Einführung der ultraschnellen Elektronenstrahltomographie gibt es noch immer keine Möglichkeit, die Leistung bei den gesetzlichen Krankenversicherungen abzurechnen. Dabei steht fest, dass die Computertomographie eine hervorragende Methode ist, vorbeugend therapeutisch anzusetzen und Risikopatienten in gezielte Vorsorge-Gesundheitsprogramme aufzunehmen, wie z. B. Vorsorge vor dem Herzinfarkt, Vorsorge vor dem Reinfarkt oder auch Untersuchungen zur katheterlosen Kontrolle nach Gefäßerweiterung oder Bypassoperation. Jährlich werden hier etwa 500 000 Herz-Katheteruntersuchungen durchgeführt. Nur 30 Prozent hiervon werden seit Jahren konstant zu Therapiezwecken eingesetzt (Ballondilatation, Stents). Etwa die Hälfte der diagnostischen Katheteruntersuchungen wäre meiner Ansicht nach durch die ultraschnelle Tomographie zu ersetzen. Welche Erleichterung für die Patienten und welch eine Einsparung von Kosten!

Die Computertomographie ermöglicht zudem neue Perspektiven für die Diagnostik bei Bein-, Hals- und Kopfarterien. Tomographen können als Kontrollgeräte eingesetzt werden und überprüfen, ob präventive und medikamentöse Maßnahmen wirken oder wie effektiv sie sind. Dies kann heute bereits ambulant durchgeführt werden. Und während einer therapeutischen Betreuung (Medikamente, Ernährung, Sport usw.) ist der Arzt in der Lage, die Gefäßsituation mitzuverfolgen. Auf der Grundlage dieser Daten lässt sich dann der richtige Zeitpunkt für eine Gefäßtherapie, beispielsweise mit der Ballonerweiterung, exakt festlegen und somit die bisherigen Bypassoperationen deutlich reduzieren, indem man präventiv arbeitet.

Also: Kostensparen durch frühzeitige „High-Tech-Bildgebung"! Trotz der verbesserten Möglichkeiten der Vorsorgeuntersuchung liegt es jedoch weiterhin in der Verantwortung jedes Einzelnen, seine persönlichen Risikofaktoren zu verringern. Als unveränderliche Risikomerkmale gelten: erbliche Belastung, ein höheres Lebensalter oder die Zugehörigkeit zum männlichen Geschlecht. Darüber hinaus gibt es folgende Risikofaktoren, die beeinflussbar sind und gezielt behandelt werden können: v. a. erhöhte Cholesterinwerte, ein ungünstiges Verhältnis von HDL- und LDL-Cholesterin, aktueller Tabakkonsum, Bluthochdruck über 140/90 mm Hg, Diabetes mellitus, Übergewicht, Bewegungsmangel, gestörte Immunitätslage einer bereits diagnostizierten koronaren Herzkrankheit, Vitamin-C-Mangel.

Der erste Schritt zur Senkung von zu hohen Cholesterin- und Fettwerten im Blut ist die Umstellung der Ernährungs- und Bewegungsgewohnheiten. Zwingend ist die Verringerung des Cholesterinwertes. Um das zu erreichen, sollten orthomolekulare Vitamingaben (d. h. spezielle

Komplexe aus Vitaminen, Spurenelementen und Mineralien, Aminosäuren, Antioxidantien) versucht werden. Erst wenn mit diesen Maßnahmen keine Besserung des Lipidprofils zu erreichen ist, sollte eine medikamentöse Therapie erfolgen, die Vitamingabe kann dann aber auch beibehalten werden.

Salz meiden bei der Volkskrankheit Bluthochdruck

Unbehandelter Bluthochdruck führt unweigerlich zu Gefäßverkalkungen bis hin zu Herzinfarkt oder Schlaganfall, der dritthäufigsten Todesursache und häufigsten Ursache für lebenslange Behinderung. Jeder vierte Erwachsene im deutschsprachigen Raum hat Hochdruck, zunehmend jüngere Menschen leiden an dieser Volkskrankheit, wobei bei über 90 Prozent bisher keine Ursachen ermittelt werden können.

Hochdruck hat sehr viel mit Übergewicht, Rauchen, Bewegungsarmut, Stress, Alkoholmissbrauch, aber auch den Arbeitsbedingungen zu tun. Bei den übrigen 10 Prozent der Betroffenen sind Nierenschäden, Schwangerschaft, angeborene Herzfehler sowie andere Arzneimittel, wie etwa östrogenhaltige Empfängnisverhütungspillen der Grund. Zusätzlich sind 90 Prozent aller Altersdiabetespatienten betroffen, deren Krankheit häufig über Jahre nicht erkannt wird. Folgen sind die Verkalkung der Gefäße und schwere Schäden am Herzen. Die Symptome bei Bluthochdruck bleiben ohne Vorsorgeuntersuchung häufig lange Zeit unentdeckt. Später kommt es zu Kopfschmerzen, Schwindelanfällen, Sehstörungen oder Kurzatmigkeit.

Die Therapie besteht aus einer Verringerung der Risikofaktoren wie Übergewicht und Rauchen sowie einer Senkung des Cholesterinspiegels durch Bewegung, Sport und Änderung der Ernährungsgewohnheiten mit Vermeiden von Salz sowie der Zufuhr von komplexen Vitaminen. Die Ernährung sollte auf mediterrane Kost umgestellt werden, mit viel Obst, Gemüse und Fisch. Butter und sonstige tierische Fette sollten durch Olivenöl, Sonnenblumenöl oder andere hochwertige Öle ersetzt werden. Auch Psychotherapie wird zur Behandlung des Bluthochdrucks eingesetzt.

Die medikamentöse Therapie besteht aus sogenannten Betablockern oder gefäßerweiternden Präparaten, die oft lebenslang eingenommen werden müssen. Bedacht werden sollte jedoch, dass beim Anblick des

Arztes der Blutdruck im Sinne eines „Weißkittel-Blutdrucks" rapide steigen kann. Daher ist eine 24-Stunden-Blutdruckmessung vor der Medikamentenrezeptur dringend ratsam, ebenfalls Selbstmessungen zu Hause.

Bei einer Hypertonie ist auf jeden Fall starke körperliche Überlastung zu vermeiden, da sowohl ein Herzinfarkt als auch ein Schlaganfall die Folge sein könnten. Spaziergänge, Radfahren, Schwimmen und leichte Gymnastik oder Yoga, Tai Chi usw. sind allerdings sinnvoll und notwendig.

Vorsorge-Kompetenz-Zentren: Vorbild Europa

Zwei Drittel aller Herzinfarktpatienten werden nicht als Risikopersonen identifiziert – auch nicht durch EKGs. Daher erscheint es zwingend erforderlich, alle Anstrengungen zur frühzeitigen Erkennung der koronaren Herzkrankheit zu verstärken. Erstaunlicherweise führen nicht die hochgradigen und damit klinisch-symptomatischen Koronarstenosen (Verengung der Blutgefäße), sondern die eher unauffälligen Formen am häufigsten zu einem Infarkt. Deshalb sollten neben den klassischen Diagnostikmethoden insbesondere die nicht-invasiven katheterlosen radiologischen Techniken zum Einsatz kommen. Sie erweitern das Spektrum der Herz-Diagnostik sinnvoll.

Es bieten sich hier in erster Linie die Elektronenstrahl-Computertomographie, das Mehrzeilen-Computertomogramm und die Kernspintomographie an, gerade auch, weil nach neuesten Erkenntnissen der Universität Bonn Herzkatheteruntersuchungen eine nicht unerhebliche Gefahr in sich bergen, Gefäßablagerungen der Arteriosklerose zu lösen, die wiederum zu Hirnschäden führen können.

Ein Vorsorge-Kompetenz-Zentrum, das in hochmodernen Diagnose-Institutionen an Krankenhäusern, im ambulanten Bereich oder in Betrieben integriert sein müsste, könnte gerade diejenigen Patienten identifizieren, die bislang nichts von ihrer lebensbedrohlichen Krankheit wissen und sich erst durch den Infarkt als gefährdet erweisen. Der Erfolg eines solchen Zentrums hängt von der engen interdisziplinären Zusammenarbeit mit den Hausärzten ab, aber genauso wichtig ist die Vernetzung und integrative Zusammenarbeit mit den kardiologischen Fachärzten, Internisten, Herzchirurgen und allen sonstigen

Therapeuten aus den psychologisch/psychotherapeutischen Fachdisziplinen.

Ein ähnliches Konzept wäre auch zur Früherkennung von anderen Volkskrankheiten wie Gefäßerkrankungen im Kopf, Brust-, Bauch-, Becken-Bereich und den Beinen anwendbar oder z. B. auch zur Prävention von Gehirn-, Darm- oder Lungentumoren oder geschlechtsspezifischen Tumoren sinnvoll. Auch andere Vorsorgemaßnahmen zur effekiven Verhütung bzw. Identifikation von Diabetes, Schilddrüsenerkrankungen, Asthma, Rheumatismus oder auch Demenzerkrankungen fehlen.

Das Kreuz mit dem Kreuz

Rückenschmerzen nehmen weltweit zu, fast jeden zweiten erwischt es einmal im Leben. In Deutschland ist das konventionelle Röntgen bei Problemen mit den Bandscheiben die gängige Praxis. Die Crux dabei ist nur, dass ein Bandscheibenvorfall selbst dann nicht erkannt werden kann, wenn hundert Mal geröntgt wird und damit hundert qualitativ hochwertige Bilder vorliegen. Computer- oder Kernspintomographie sind die Alternativen. Sie liefern Bilder, aufgrund derer exakte Diagnosen erstellt werden können. Trotz dieser Innovationen wird in den Praxen fleißig weitergeröntgt. Die Kostenspirale dreht sich unaufhörlich, denn der Befund bleibt unklar. In vielen Fällen führt die konventionelle Röntgenmethode auch dazu, dass über lange Zeit falsche oder sinnlose Therapien durchgeführt werden. Krankenkassen bezahlen diese Röntgenaufnahmen ohne Beanstandung, auch wenn sie mehrfach angefertigt werden, während die modernen Verfahren oft nur nach aufwändiger Überzeugungsarbeit durch den Radiologen oder überweisenden Arzt bewilligt werden.

Wenn wir den High-Tech-Ansatz der Medizin in Diagnostik und Therapie konsequent weiterverfolgen, werden wir die Liegezeiten in den Krankenhäusern reduzieren und Krankheitsverläufe deutlich abkürzen können. Gleichzeitig wird es möglich sein, einen hohen medizinischen Standard zu halten und auszubauen.

Die Hochleistungsmedizin gilt als der Buhmann im Gesundheitswesen. Doch nicht die innovativen medizintechnischen Verfahren (kernspintomographische Diagnostik oder die Mikrooperation der Bandscheiben unter computertomographischer Sicht) treiben die Kosten in die Höhe. Entscheidender Kostentreiber ist das Fehlen eines Gesamtkonzeptes für eine interdisziplinär ausgerichtete Medizin.

Professionelles Management und „liebevolle Medizin"

Ein ausgefeiltes medizinisches Konzept müsste folgende Bereiche integrieren: umfassende Anamnese, gezielte und hochwertige Diagnostik, Prävention, schonende Therapie in Kombination mit körperzentrierten Verfahren, naturheilkundliche, immunologische, psychosoziale Maßnahmen sowie Rehabilitation, Kur und Fitness. Der Hausarzt alter Prägung ist unverzichtbar. Seine Stellung sollte im Sinne des traditionellen Familienarztes gestärkt werden. Denn er kennt nicht nur die Krankengeschichte und die Familiensituation, sondern auch die berufliche Situation des einzelnen Menschen.

In meinem Konzept spielen aufwändige invasive Operationsverfahren eine deutlich geringere Rolle. Die hier „gesparte" Zeit könnte dem Wunsch der Menschen nach mehr Zeit beim Arztbesuch, nach Fürsorglichkeit und Anteilnahme zugute kommen. Es bliebe in der Tat mehr Raum für das Menschliche beim Therapieren und beim Heilen.

Die Prävention muss aufgewertet werden, denn nur sie kann die großen Volkskrankheiten schon im Ansatz verhindern. Regelmäßige Checkups beim Hausarzt, Sportmediziner oder anderen Fachärzten sind dazu unverzichtbar. Gibt es Hinweise auf Krankheiten, muss die moderne Diagnostik rasch eingesetzt werden, z.B. zur Früherkennung von Diabetes, Arteriosklerose, Rheuma, Asthma, Depressionen, Alzheimer und anderen Demenzkrankheiten, Tumoren oder zur Verhinderung eines Bandscheibenvorfalls. Bei gefährdeten Personenkreisen wie Jugendlichen, die täglich viel sitzen oder in körperlich stark belastenden Ausbildungszweigen beschäftigt sind, sollte schon bei frühen Anzeichen auf chronische Rückenschmerzen eine Untersuchung mit Hilfe der Kernspintomographie erfolgen. So könnte frühzeitig mit einem gezielten physiotherapeutischen Programm gegengesteuert werden. Auch die Früherkennung von Herzkreislauferkrankungen für gefährdete Männer ab 40 und Frauen ab 50 Jahren gehört zu diesem modernen Ansatz.

Oft wird geklagt, dass der Arzt einfach zu wenig Zeit hat. Diese Kri-

99

tik ist nicht unberechtigt. Ich wünsche mir auch, dass die bewährten Tugenden der ärztlichen Tätigkeit insgesamt wieder viel mehr zur Geltung kommen: Zuhören-Können, Gespräche führen, Geduld haben und Zeit, den Kranken umfassend körperlich zu untersuchen, vor allem Schwerkranke mit Trost und Seelsorge zu unterstützen! Leider werden im traditionellen Medizinstudium diese Qualitäten viel zu wenig beachtet, und genau hier muss sich so schnell wie möglich etwas ändern.

Gesundheit und Arbeit

Eine erfolgreiche Volkswirtschaft braucht leistungsfähige, gut ausgebildete Arbeitnehmer. Wenn das so ist, müssten auch alle ein vitales Interesse an dem gesundheitlichen Zustand unserer Gesellschaft haben. Insofern ist Gesundheit eine Aufgabe nicht nur unter ethischen Gesichtspunkten, sondern auch unter wirtschaftlichen. Wenn Gesundheit aber eine gesamtgesellschaftliche Aufgabe ist, dann braucht es eine gemeinsame und starke Anstrengung, um das sichtbar zu machen. Aus diesem Grund schlage ich vor, eine europaweite gemeinsame Aktion der Unternehmer und Gewerkschaften zusammen mit den Sportvereinen und der Ärzteschaft unter dem Motto „Fit für Europa" ins Leben zu rufen.

Wenn Arbeit krankmacht

Zunehmend klagen Mitarbeiter in den Betrieben, aber auch in der öffentlichen Verwaltung über Rückenschmerzen, Magenprobleme und Ermüdung. Man mag das ins Lächerliche ziehen nach dem Motto: Eigentlich müssten doch wenigstens die Beamten ausgeschlafen sein. Doch wirklich witzig ist das nicht. Es geht um die Gesundheit vieler Menschen. Die Ursachen ihrer Beschwerden müssen erkannt werden. Diese haben zu tun mit den Arbeitsbedingungen oder der Angst vor Arbeitsplatzverlust. Wenn Müllmänner bei Wind und Wetter auf den Müllwagen stehen, zu wenig Ruhepausen zum Abschwitzen haben oder nicht mit der richtigen Kleidung versorgt sind, dann erkranken sie natürlich häufiger an Infektionen oder Atemwegserkrankungen als Menschen, die Rückenprobleme vom falschen Sitzen am Computer im Büro oder an der Kasse bekommen.

Doch es gibt auch weniger deutlich erkennbare Ursachen wie etwa Frust am Arbeitsplatz. Häufig wird über den schlechten Informationsaustausch, die schlechte Zusammenarbeit mit Vorgesetzten und Kollegen oder zu geringen Entscheidungsspielraum geklagt. Auch die Arbeitsverdichtung kann dazu beitragen, dass Mitarbeiter sich gestresst fühlen und Magenprobleme oder Kopfschmerzen bekommen. Dabei liegt meiner Einschätzung nach das Unbehagen nicht primär daran, dass viel Arbeit da ist, sondern das Lebensgefühl stimmt oft nicht: Also die Identifikation mit der Arbeit, die Lust, Probleme zu lösen und kreative Vorschläge zu entwickeln bzw. ein vorgegebenes Ziel zu erreichen. Diese Lust ist ein natürlicher Impuls und steckt in jedem von uns. Menschen wollen spüren, dass sie auch wirklich als Mensch wahrgenommen, geschätzt und gefördert werden und ihre Arbeit auch im wahrsten Sinne des Wortes zählt. Lust an der Arbeit ist mit Gesundheit verbunden.

Moderne Medizin senkt Lohnnebenkosten

Welche Rolle spielt der krankheitsbedingte Produktionsausfall allein in der deutschen Wirtschaft? Nach den Zahlen der Bundesanstalt für Arbeitsschutz gingen 1999 bei 34 Mio. Arbeitnehmern durchschnittlich 14 Kalendertage durch Arbeitsunfähigkeit verloren. Multipliziert man diese Faktoren miteinander, kommt man auf sage und schreibe 476 Mio. Arbeitsunfähigkeitstage. Dies entspricht 1,3 Mio. Ausfalljahren (Erwerbsjahren). Für das Jahr 1999 ergibt dies eine durch Arbeitsunfähigkeit ausgefallene Produktionsleistung in Höhe von ca. 45 Mrd. Euro. Hier liegt also sehr viel Potenzial verborgen, vor allen Dingen, weil es um Vorsorge und innovative berufsbegleitende Behandlung von Volkskrankheiten geht. Wenn es also gelänge, diese unproduktiven Kosten mit geeigneten Maßnahmen zu reduzieren, könnte eine Gesundheitsreform vorbereitet werden, die diesen Namen wirklich verdient.

Die Krankenversicherer müssen alle ein starkes Interesse daran haben, dass ihre Versicherten gesund sind und auch bleiben. Die Unternehmen teilen dieses Interesse; auch sie sind auf gesunde und leistungsfähige Arbeitnehmer angewiesen. Der Dritte in diesem Bund sind die Arbeitnehmervertretungen, die Gewerkschaften. Diese starke Gemeinschaft könnte den Motor für eine wirkliche Reform bilden. Denkbar wäre, dass ein großes Unternehmen durch enge Kooperation mit seinen Betriebsräten, der Betriebskrankenkasse und anderen großen Krankenkassen sowie niedergelassenen Ärzten und Behandlungszentren genau diese unproduktiven Kosten reduziert, z.B. durch Einrichtung eines Vorsorge-Kompetenz-Zentrums. Dabei könnten effektivere Präventions-, Therapie- und Rehabilitationsmaßnahmen zur Anwendung kommen. Durch das Zusammenspiel aller Beteiligen würde die gesundheitliche Situation der Mitarbeiter verbessert. Gesundheit ist billiger als Krankheit!

Diesem Konzept liegt also folgender Gedanke zugrunde: Innovation schafft hohe Qualität für Gesundheit und Medizin auf der einen Seite und schafft andererseits Arbeitsplätze, neue Märkte und Gewinne. Berufsbegleitende moderne Diagnose- und Therapieverfahren werden die Lohnnebenkosten sowie die Ausgaben im Gesundheitswesen insgesamt sinken lassen.

Gesundheitsbeauftragte in Unternehmen

Das Thema Gesundheit sollte also in den Unternehmen eine sehr viel größere Rolle spielen. Neben der Fürsorge für die Mitarbeiterinnen und Mitarbeiter geht es auch um viel Geld und – bei Erkrankung bzw. Rente – um Know-how-Verluste. Die Arbeitsschutzüberwachung durch einen eigens dafür bestimmten Mitarbeiter war ein erster Schritt. Was wir zusätzlich so schnell wie möglich brauchen, sind gut ausgebildete Gesundheitsbeauftragte in Betrieben und auch in Hochschulen, großen Institutionen usw., denn Gesundheitsprobleme sind allgegenwärtig. Man findet sie in allen Berufen und auf jeder Hierarchiestufe: Obwohl rund die Hälfte der Beschäftigten in Deutschland ihren Gesundheitszustand als gut oder besser bezeichnet, gibt es kaum jemanden, der nicht über körperliche Einschränkungen klagt.

Die Beschwerdenpalette ist beachtlich, vor allem werden genannt: Rückenschmerzen, Verspannungen, Müdigkeit, Gelenkschmerzen, Nervosität, Kreislaufstörungen und Kopfschmerzen.

Wir sind eine Gesellschaft, deren Stresspegel ständig steigt: Deutsche Manager sind aufgrund ihres Lebensstils gesundheitlich gefährdet. Über

85 Prozent leiden unter Schlaflosigkeit, nervös bedingten Magenproblemen und Herzrhythmusstörungen. Drei von vier Managern haben außerdem zu hohe Cholesterinwerte und damit ein erhöhtes Herzinfarktrisiko. Ebenso viele klagen über Rückenbeschwerden, und jeder Dritte ist übergewichtig. Der Druck steigt, das Gesundheitsbewusstsein sinkt. Es geht also darum, die Fähigkeiten zu stärken, die jedem Einzelnen helfen, mit Dauerbelastungen selbstverantwortlich umzugehen, frühzeitig moderne Vorsorgeuntersuchungen zu nutzen und vor allen Dingen aktiv zu werden, sonst nützt jede Vorsorgemaßnahme nichts.

Ein Gesundheitsbeauftragter im Betrieb könnte Informationsveranstaltungen für die Belegschaft durchführen: um Kenntnisse über gesunde Lebensweisen und gesundheitsgefährdende Faktoren zu vermitteln, persönliche Einstellungen zu einem besseren, gesünderen Lebensstil zu entwickeln und zu unterstützen, Motivationstechniken aufzuzeigen, um Verhaltensänderungen auch in die Tat umzusetzen, die Wahrnehmung für Körpersignale zu schulen, zur Arbeitsplatz- und Arbeitszeitanalyse und um Anregungen für die ergonomische Umgestaltung von Arbeitsplätzen zu geben.

Die Palette der Themen ist breit: Arbeitsplatzbedingungen, Alkoholismus, Nikotinabhängigkeit, Übergewicht, Sexismus, Ängste bis hin zur Gestaltung guter Betriebskantinen und Ernährung.

Sinnvoll ist es in allen Betrieben, die Bereiche Sport und Gesundheit aktiv aufzubauen. Sport und Spiel fördern nicht nur Kommunikation, Teamgefühl und Motivation der Mitarbeiter. Körperliche Bewegung ist auch die beste Vorbeugung gegen Krankheiten. In Zukunft sollte es mehr um *Gesundheitsgestaltung* und weniger um Krankheitsvorsorge gehen. Wenn dieses neue Bewusstsein in den Köpfen der Beschäftigten erfolgreich Einzug halten soll, müssen die Unternehmen ausreichende Voraussetzungen dafür schaffen. Interessant ist folgendes konkrete Beispiel: Bei einem großen Unternehmen hat ein systematisches Gesundheitsmanagement wesentlich dazu beigetragen, dass die Gesundheitsquote von 91,7 Prozent 1988 auf knapp 96 Prozent 1999 gestiegen ist. Nach Aussagen des Unternehmens verbesserten sich Kosten und Produktivität im gleichen Maß, wie die Gesundheitsquote gestiegen sei. Bei einer nur um ein Prozent höheren Gesundheitsquote könne diese Firma rund 40 Millionen Euro pro Jahr einsparen, so die Information des Unternehmens.

Sinkt der Krankenstand, so verringern sich einerseits die Kosten bei den Krankenkassen und bei den Lohnnebenkosten in den Unternehmen, und andererseits erhöht sich die Produktivität. Wenn beispielsweise einige Großunternehmen mit dem oben beschriebenen Modell anfangen würden, würde sich mittelfristig genau dies zeigen – eine wirkliche Gesundheitsreform, aber ganz konkret von einer anderen Ebene angepackt und realisiert.

Kapitel 4
Gesundheit für Körper, Seele und Geist

Wohlbefinden stellt sich dann ein, wenn Körper, Seele und Geist ins Gleichgewicht kommen. Ein Ungleichgewicht führt mittelfristig oft zu Gesundheitsproblemen oder sogar zu Krankheiten. Sport und Entspannung, Musik und auch Bewegung zur Musik tragen dazu bei, das Gesundheitsgleichgewicht zu erhalten oder zurückzugewinnen. Nach längeren Krankheiten ist die Rehabilitation ein wesentliches Element. Für mich ist sie die andere Seite der Gesundheitsmedaille und sollte von Anfang an Bestandteil zukünftiger Therapiekonzepte oder Leitlinien sein. Rehabilitation ist gleichzeitig Prävention, da nach dem aktuellen Therapieerfolg ein langfristiger Heilungserfolg mit dem anschließenden Rehabilitationskonzept erzielt wird, welches ja auch gleichzeitig eine erneute Erkrankung verhindern soll!

„Wohlfühl"-Pakete werden heute unter dem Schlagwort „Wellness" vermarktet und vor allen Dingen von Hotels und Kosmetikerinnen angeboten. Wellness ist ein Modebegriff, den ich nicht unbedingt gelungen finde.

Tatsache ist für mich, dass wir alle zumindest zwischendurch geschützte Räume brauchen, in denen wir uns umsorgt fallen lassen können. Und wenn unsere Kultur weiterhin nicht die Schaffung von Lebensqualität zum Ziel hat, wir selbst – auch im Urlaub – nicht mehr zur Ruhe kommen, wir Ärzte uns nicht energisch für eine ganzheitliche Medizin für Körper, Seele und Geist einsetzen und auch unsere Familienstrukturen oder Freundschaften diese geschützten Räume nicht mehr hergeben, dann müssen wir eben dafür bezahlen – im wahrsten Sinne des Wortes, aber auch im übertragenen Sinn. Was wir brauchen, ist eine Gesundheitsmedizin, also eine Medizin in Theorie und Praxis, die sich nun um die Gesunderhaltung (Salutogenese) von uns Menschen kümmert.

Sport ist Medizin

Seit meiner Kindheit bin ich sehr sportbegeistert, sowohl aktiv als auch passiv, auf dem Fußballplatz oder am Fernsehen, wenn ich mal Zeit habe. Ich schwimme und laufe für mein Leben gern. Laufen ist Meditation, Sport für mich ein Lebenselixier!

Ich erinnere mich genau an die tolle Zeit in meiner Kindheit und frühen Jugend mit meinen Brüdern. Wir waren alle gute Sportler. Die Sportschau im Fernsehen war für uns jedes Wochenende angesagt, aber auch jede andere Sportübertragung: Fußball, Leichtathletik, Tennis usw. Schon während der Sendungen wurden wir nervös, weil wir selbst mitmachen wollten. Also zogen wir uns als Kinder die Sportkleidung manchmal noch während den Sportsendungen an: Fußballtrikots von BVB-Dortmund oder VFL Bochum, Tenniskleidung oder anderes und gingen in den Garten. Beim Fußball stand Willi meistens mit Handschuhen und Kappe wie Tilkowski – der damalige bekannte Torwart von Dortmund und der Nationalmannschaft – im Tor, weil er so tolle Torwartsparaden „auf Lager hatte". Wir anderen dribbelten, flankten und schossen mit Begeisterung aufs Tor oder übten Elfmeterschießen. Schöne unhaltbare Torschüsse, am liebsten aus der Drehung nach traumhaften Flanken waren unser Ziel. Wir spielten auch ständig auf der Straße mit Freunden oder in den Ferien am Strand in Holland – manchmal mit unserem Vater und den Vätern unserer Freunde –, später in der Schulmannschaft und in Vereinen.

Aber im Garten wurden mit Nachbarskindern auch kleine Leichtathletikfeste organisiert, um den Häuserblock „Marathon gelaufen", Tischtennis auf dem Küchentisch oder mit uralten und krummen Schlägern, die wir irgendwo aufgetrieben hatten, Tennis gespielt – eine Leine wurde gespannt und los ging's.

Sport ist ja nicht nur ein Körpererlebnis, sondern führt zur Stärkung der Muskulatur, des Kreislaufes, der Ausdauer usw. und macht – richtig dosiert – den Kopf frei! Darüber hinaus zeigt sich im Sport das individuelle Vermögen, sich Ziele zu setzen und sie mit Selbstdisziplin zu erreichen oder auch durchzuhalten. Eine besondere Rolle kann dabei das Gruppenerlebnis spielen – gemeinsam spielen und Sport treiben führt oft zu schönen, gerade auch internationalen Freundschaften und trainiert das

Teamdenken. Sport mit Freude zu üben und zu erleben, ist damit für mich eine wunderbare Lebensschule.

Sport ist natürlich nicht nur Fußball oder Tennis, sondern dazu gehören viele Formen von Bewegung bis hin zum Tanzen.

Sport ist auch die beste Vorsorge- und Rehabilitationsmaßnahme für chronisch Kranke, z.B. für Bluthochdruck-, Diabetes- oder Tumorpatienten, die unter Anleitung vorsichtig sanfte Sportarten treiben sollten, um den Stoffwechsel anzuregen, an Gewicht abzunehmen und vor allen Dingen auch Entspannung zu finden: z.B. Yoga gegen Rückenschmerzen, Feldenkrais für Gelenkspatienten – das macht die Seele frei und gibt fehlende Energie zurück.

Welche hohe Bedeutung Sport und Bewegung für Behinderte haben, zeigt mir immer wieder die Behindertenolympiade. Vor einigen Jahren war ich bei den Paralympics in Barcelona. Unvergesslich bleibt mir die große Begeisterung sowohl bei den Athleten als auch beim Publikum. Und welch phantastische Leistungen: Blinde laufen die Langstrecke in Zeiten, die teilweise so gut sind wie die vom Durchschnitt vieler Professionellen erzielten Zeiten. So auch die Beinamputierten mit Prothesen. Ich erinnere mich noch genau an den Hundertmeterlauf der Männer. Der Sieger lief mit zwei Titanprothesen die Strecke in knapp elf Sekunden. Das Publikum tobte. Der Weltrekord der Unamputierten war nur etwas mehr als eine Sekunde besser. Welche Akrobatik der Contergan geschädigten Tischtennisspieler oder die der Querschnittsgelähmten! Unglaublich, welche Zeiten sie mit ihren Rollstühlen bei den Rennen erzielen! Für mich sind seit dieser Zeit die Behindertensportler die wahren Athleten.

Rehabilitation ist auch Prävention

Rehabilitation ist die meistunterschätzte medizinische Disziplin: Die ambulante und stationäre Rehabilitation sollte meiner Ansicht nach unbedingt in viel stärkerem Maße als bisher untereinander und mit der Akutmedizin vernetzt werden. Sie gehört für mich ebenso wie integrierte und ärztlich geleitete Wellnessprogramme zum Basispaket einer zukünftigen Gesundheitsversorgung in Europa. Abgesehen von dem hohem Heilungspotenzial und der größeren Patientenzufriedenheit könnten hierdurch auch langfristig Kosten gespart werden.

Ziel der erfolgreichen Rehabilitation ist es, die Arbeitsfähigkeit nach einer Erkrankung oder einem Unfall wiederherzustellen. Die entsprechenden Maßnahmen werden individuell abgestimmt. Oft werden Kur und Rehabilitation verwechselt, weil die Definitionen nicht klar genug sind. Grundsätzlich muss unterschieden werden zwischen einer „klassischen Kur", die dazu dient, die Leistungsfähigkeit eines meist noch im Arbeitsprozess befindlichen Angestellten wiederherzustellen oder sie zu steigern, und der Rehabilitation.

Für die Rehabilitation nach schweren Erkrankungen geben wir bisher leider nur ein bis zwei Prozent der Gesamtkosten des Gesundheitswesens aus. Die Tendenz ist angesichts der zugespitzten Finanzsituation der Kostenträger sinkend. Die Reha-Maßnahmen wurden bereits im Jahr 1997 bei uns stark zurückgefahren. Die Kürzungen im Reha-Bereich leiteten in Deutschland den Niedergang einer ganzen Kliniklandschaft ein. Wir haben es hier mit einer paradoxen Situation zu tun, denn einerseits baut man großflächig Rehabilitationskapazitäten ab, gleichzeitig besteht ein großer Bedarf an genau diesen Leistungen. Chronische Erkrankungen, die häufig erst im zweiten Lebensabschnitt auftreten, nehmen kontinuierlich zu.

Während im stationären Bereich seit langem ein umfassendes Rehabilitationsangebot mit etablierten Strukturen und einer entsprechenden Qualität zur Verfügung steht, gibt es im ambulanten Bereich große Defizite.

Es ist bislang noch nicht gelungen, flächendeckend eine einheitliche Angebots- und Qualitätsstruktur von ambulanten Reha-Maßnahmen zu schaffen. Akutmedizin und Rehabilitation sind jedoch nicht zu trennen. Es geht immer um die Rehabilitation der Person und nicht um Rehabilitation der Erkrankung. Das Recht auf Rehabilitation haben alle, die körperlich, geistig oder seelisch erkrankt sind. Eine wirklich gute Rehabilitation ist letztlich nur durch eine interdisziplinäre Zusammenarbeit der einzelnen Therapeuten und Ärzte möglich. Am häufigsten erfolgen Rehabilitationsmaßnahmen im Bereich der Muskel- und Skeletterkrankungen sowie bei Herz-Kreislauf-Erkrankungen. Das zeigt, wie wichtig bei den großen Volkskrankheiten ein durchgängiges Rehabilitations- und Präventionskonzept ist. Und Rehabilitation ist immer auch gleichzeitig Vorsorge vor einer erneuten Erkrankung!

Es geht nicht darum, ambulante oder stationäre Rehabilitationskonzepte gegeneinander auszuspielen. Beide haben eine hohe Bedeutung in der Nachsorge. Die jeweils notwendigen Maßnahmen – ob ambulant oder stationär – sind für den einzelnen Patienten individuell zu treffen.

Die erfolgreiche Rehabilitation bedeutet letztlich für die Versicherung weniger Kosten als die Therapie einer Zweiterkrankung. Dies konnte bereits in repräsentativen Untersuchungen nachgewiesen werden.

Es liegt auf der Hand, dass ambulante und stationäre Rehabilitationsmaßnahmen weiter ausgebaut statt gestrichen werden müssen. Entscheidend dabei ist, dass man auf bestehende stationäre Konzepte zurückgreift. Dafür sprechen nicht nur medizinische Gründe, sondern auch ökonomische, strukturelle und Arbeitsmarkt relevante Überlegungen.

Wird auf Reha-Maßnahmen verzichtet oder sind sie zu kurz, droht Frühverrentung. Dies hat für alle Beteiligten weitreichende finanzielle Auswirkungen. Der Betroffene wird Rentner und verfügt dadurch in der Regel über weniger Geld für seinen Lebensunterhalt. Aus gesellschaftlich-ökonomischer Sicht fällt er als Beitrags- und Steuerzahler aus. Die Finanzierung seines Lebensunterhaltes muss nun durch Institutionen wie Arbeitsamt, Rentenversicherung oder Sozialamt übernommen werden. Stellt man von diesem Szenario eine Kosten-Nutzen Rechnung auf, so ist es wichtig, dass man die Vollkosten im Bereich der Sozialversicherung im Auge behält. Statt Menschen in die Arbeitslosigkeit oder den Frühruhestand zu schicken, könnte zusammen mit den Versicherungsträgern ein Konzept zur Vernetzung von Akutmedizin, ambulanter und stationärer Rehabilitation entwickelt werden. Durch die Bündelung der Kräfte wäre auch die Qualität der medizinischen Leistung um ein Vielfaches zu steigern, mit dem positiven Nebeneffekt, dass der Kranke sehr viel früher wieder an seinen Arbeitsplatz zurückkehren könnte.

Viele europäische Nachbarländer, beispielsweise Dänemark, verfügen nicht über Einrichtungen und Konzepte zur Rehabilitation ihrer Einwohner. Medizinische Rehabilitation könnte ein bedeutender Exportartikel werden. Warum sollte eine speziell zugeschnittene Rehabilitation nicht auch für ausländische Patienten und Arbeitgeber interessant sein, wenn diese Leistungen im eigenen Land nicht angeboten werden?

Fitness, Wellness und Gesundheitstourismus: „Med. in Europe"

Freizeitsport, Fitness und aktive Entspannung in den Ferien sind im Laufe der letzten Jahre immer mehr in Mode gekommen. Der Wellness-Urlaub wird bei Jung und Alt immer beliebter; besonderen Anklang findet er bei stressgeplagten Berufstätigen. Gerne wird eine Wellness-Woche oder ein Wochenende als Zweit- oder Dritturlaub gebucht; entsprechende Angebote der Reisebüros finden sich in großer Zahl. Auch Tagesangebote in sogenannten „Day-Spas" (Tages-Entspannungsoasen) werden in den Großstädten immer mehr nachgefragt, als Möglichkeit, auch zwischendurch dem Alltagsstress zu entfliehen. Die Fitness- und Wellnesswelle in Deutschland hat andere sportliche Modeerscheinungen und Freizeitbewegungen längst überflügelt. Erholung für Körper und Seele stehen im Vordergrund, Angebote wie „Die Seele baumeln lassen" sprechen für sich. Daneben boomt auch der Verkaufsgüterbereich in Sachen Wellness und Fitness. Wer sich für Wellness entscheidet, ist auch ein Konsument von entsprechender Kleidung und Ernährung: Er kauft Sportgeräte oder -bekleidung und besucht Gaststätten, die sich auf bewusstes Essen und Trinken eingestellt haben. Fitness und Sportlichkeit sind bei einem Teil der Bevölkerung zur Lebenseinstellung geworden. Dieser Trend sollte nicht leichtfertig als vorübergehendes Lifestyle-Phänomen abgetan, sondern als positive Einstellung und Verantwortung für die Gesundheit genutzt werden.

Neben der Fitnessbewegung ist auch der Beauty- und Wellnessbereich in Bewegung gekommen. Viele Kurorte mussten schon vor Jahren ihr Angebot umstellen. Großes Interesse besteht den Reiseveranstaltern zufolge an Angeboten rund um den gesunden und ernährungsbewussten Urlaub. Beliebt sind Fastenkuren und Gesundheitsferien mit medizinischen Check-up-Paketen. Hotels, zunehmend auch private Klinikbetreiber – vor allem im Rehabilitationsbereich –, greifen diese Nachfrage auf und gestalten attraktive Kur- und Ferienangebote für alle Altersstufen. Wir Ärzte müssen uns damit auseinandersetzen. Sträflicherweise haben wir jahrzehntelang den Bereich Vorsorge und körperlich-seelisches Wohlfühlen zur Gesunderhaltung bzw. in der Nachsorge zur Gesundung zu sehr vernachlässigt, abgelehnt oder als „Humbug" abgetan. Jetzt haben Hotels und Kosmetikstudios das Bedürfnis der Bevölkerung erkannt und engagieren sich mit zum Teil medizinisch fragwürdigen, nicht zertifizierten Angeboten. Was ich deshalb für sinnvoll halte: eine Zusammenarbeit zwischen Ärzten und Fitness- oder Wellness-Anbietern sofort zu fördern und zu praktizieren, vor allem dort, wo es problemlos möglich ist und im Interesse der Gesundheitskunden medizinisch sinnvoll erscheint.

Auch beim Aufbau dieses neuen Gesundheitstourismuszweiges kommt es auf die Zusammenarbeit von Medizin, Hotel- und Gaststättengewerbe sowie Freizeitindustrie an. Gute Grundlagen sind zweifellos vorhanden, um die gesundheitliche Situation der Bevölkerung verbessern zu können. Und steigende Buchungszahlen und Umsätze schaffen neue Arbeitsplätze.

Aber vor allen Dingen geht es mir um das Begreifen der zukünftigen Gesundheitsversorgungskette *Med. in Europe*: Gesundheitsaufklärung – Vorsorge – Diagnostik – Therapie – Rehabilitation – Fitness – Wellness – Prävention. Alle diese Elemente hängen zusammen und können dazu beitragen, den Gesundheitszustand der Bevölkerung insgesamt zu heben und zu stabilisieren.

Der Fitness- und zunehmend auch der Wellnessbereich sind also ein wesentlicher Baustein für Vorsorge und Gesundheit. Mit einem leistungsfähigen Fitnessangebot lassen sich Therapieergebnisse der Akutmedizin und Rehabilitation deutlich verbessern. Voraussetzung dafür ist, dass nach bzw. zum Ende einer erfolgreichen Rehabilitation der Patient in ein Fit- und Wellnessprogramm aufgenommen wird. Die Fortschritte der Rehabilitation werden auf diesem Wege gesteigert, und gleichzeitig beugt man einem Rückfall vor. Neben den Krankenkassen sind auch die Firmen aufgerufen, sich für ihre Beschäftigten in diesen Bereichen mehr als bisher zu engagieren.

Erfolg versprechende Aussichten würde auch die Entwicklung von „Sport- und Gesundheitsregionen" in den Ländern Europas haben, wie ich sie vor Jahren auch als regionales Modell für meine Heimat, das Ruhrgebiet, definiert habe. Ein solches Projekt könnte als Anstoß für weitere ähnliche Aktivitäten in ganz Europa dienen. Jedes Land hat Eigenes in der Medizin und beim Sport zu bieten. Dazu kommen Sehenswürdigkeiten, Museen, Theater, Opern- und Musicalhäuser, attraktive Freizeitstätten sowie Cafés und Restaurants, die alle davon profitieren würden. Es gibt bei uns überall viele Fitnessclubs, eine große Fülle von

Sportvereinen und große Bundesliga-Clubs mit ihren hohen Mitgliederzahlen, dazu ständig steigende Möglichkeiten für Trendsportarten wie Surfen, Segeln, Inline-Skating, aber auch Tennis-, Squash- und Golfeinrichtungen, Ferienparks, Ökoläden, Bio-Bauernhöfe, Drogerien, Apotheken, Bäder oder Heilbäder in großer Zahl. Für „mein" Ruhrgebiet lautet das von mir vorgeschlagene Motto: „Zur Kur an die Ruhr". Die Integration der zahlreichen physiotherapeutischen und medizinischen Einrichtungen würde die Attraktivität noch steigern. Gesundheitstouristen finden im Ruhrgebiet eine ausgezeichnete Infrastruktur vor: 14 000 Ärzte, zahlreiche Krankenhäuser und drei Universitätskliniken. Von diesem Netzwerk könnten alle profitieren – die Städte mit ihren Geschäften und Kultureinrichtungen, die Hotellerie und die gesamte Tourismusindustrie. Nichts wie hin zu den Sport- und Gesundheitsregionen „Med. in Europe" für den internationalen Gesundheitstourismus!

Kapitel 5
Perspektiven des Heilens

Effektive und schonende Möglichkeiten der modernen Medizin

Ein tief greifender Umwälzungsprozess hat begonnen: Bislang aufwändige und für den Patienten belastende Operationen werden durch Eingriffe en miniature ersetzt. In der Diagnostik lösen neue Methoden und exaktere Verfahren die traditionellen Maßnahmen ab. Wo offene operative Verfahren mit tiefen Schnitten ins Gewebe notwendig waren, finden nun vielfach bildgesteuerte Operationsverfahren und Therapien ihren Einsatz. Für den Patienten bedeutet dies deutlich weniger körperliche Belastungen.

Im Bereich der Narkose treten lokale und regionale Anästhesieverfahren zunehmend an die Stelle der Vollnarkose. Auch haben die Anästhesisten die Schmerztherapie als ein neues Fach etabliert.

Innovative Erkenntnisse auf dem Gebiet der Pharmakologie ermöglichen in erster Linie bei der Behandlung von Volks- und Infektionskrankheiten neue Wege im medikamentösen Therapiespektrum. Hier gibt es eine Reihe neuer Tumortherapeutika, die zwar teuer, dafür aber hocheffektiv sind. Beispiele sind das Herceptin zur Behandlung des Brustkrebses, Interferon zur Behandlung von Tumoren, z.B. des Schwarzen Hautkrebses (Melanom), oder neue Mittel zur Behandlung von Alzheimer, Malariamittel oder auch Medikamente zur Behandlung des Refluxes, einer Volkskrankheit, bei der Magensaft in die Speiseröhre zurückfließt. Interessante Neuerungen sind auch aus der Transplantationschirurgie zu melden: Das Gewebe nahezu sämtlicher Körperregionen kann mittlerweile ersetzt werden, ehemals schwere Operationen wie beispielsweise die Lebertransplantation werden zunehmend einfacher, Abstoßungsreaktionen sind durch die neuesten Medikamentenentwicklungen seltener.

Die Zeiten, in denen ein Arzt seine Patienten völlig allein behandelt hat, sind eindeutig vorbei. Die hohen Anforderungen der Zukunftsmedizin werden aus dem „Einzelkämpfer" einen „Teamplayer" machen, der zusehends lernt, im Verbund mit anderen Fachärzten zu denken und zu behandeln. Von dieser Entwicklung werden alle Beteiligten profitieren. In erster Linie aber der Patient, denn ambulante oder teilstationäre Therapien ersetzen langwierige Krankenhausaufenthalte, und schonende Operationen führen zur schnellen Rekonvaleszenz. Mit den neuen Techniken und Medikamenten sind Nebenwirkungen und Komplikationen besser kalkulierbar und treten sehr viel seltener auf. Die schnellere Heilung geht mit einer erheblich früheren Wiedereingliederung in den Arbeitsprozess einher. Dieses Ergebnis zahlt sich für den Arbeitgeber, sprich: die Wirtschaft, genauso aus wie für den Rekonvaleszenten, der anstelle einer langen Genesungsphase schnell wieder am Leben teilnehmen kann.

Die moderne Medizintechnik stellt heute extrem miniaturisierte Instrumente, feinste Sonden und Endoskope zur Verfügung. Inzwischen können den Patienten immer mehr punktförmige und aus diesem Grund nahezu schmerzfreie Eingriffe angeboten werden, bei denen es nur sehr selten zu Komplikationen kommt. Diese neuartigen Eingriffe sind nur unter dem Einsatz von Technik möglich. Es war ein weiter Weg, bis die neuen Operationsmethoden Einzug in die Behandlung halten konnten. Voraussetzung war die Weiterentwicklung des technischen Standards von bildgebenden Verfahren, um das Behandlungsgebiet in einer sehr hohen Qualität darzustellen zu können.

Perspektiven für ein ganzheitliches Gesundheitssystem ergeben sich auch aus den Weiterentwicklungen der Labordiagnostik und der Psychotherapie, aus der Immunologie und Umweltmedizin, aber auch aus Präventions- und Rehabilitationsmaßnahmen sowie aus der Kommunikations- und Informationstechnologie. Die elektronische Patientenkarte und der Austausch von patientenbezogenen Informationen via Netz sind weitere Aspekte, die es zu nutzen gilt, um das Gesundheitssystem zu optimieren. Gut informierte Patienten haben nachweislich bessere Heilungschancen.

Zukünftig sehe ich sieben Säulen der medizinischen Versorgung: Hausarzt, ambulante Vor- und Nachsorge, Diagnosekompetenzzentren, nichtoperative Fachärzte, das Krankenhaus der Zukunft als Gesundheitszentrum, das System der Selbsthilfegruppen und Beratungsstellen sowie – als neue siebte Säule – organspezifische Kompetenzzentren. Das Gesundheitssystem der Zukunft zeichnet sich durch größeres Einzelwissen der Spezialdisziplinen und des Generalisten (Hausarzt) aus. Vorausgesetzt, dass sich organbezogene Zentren bilden, in denen Spezialisten verschiedener Disziplinen im Team zusammenarbeiten – wie beispielsweise in einem Wirbelsäulenzentrum: Orthopäden, Neurochirurgen, Schmerztherapeuten, Radiologen oder Mikrotherapeuten zusammen mit Psychotherapeuten, Krankengymnasten, Ernährungsberatern sowie Sporttherapeuten und Masseuren –, würde der Hausarzt vor oder nach der Therapie weitere Maßnahmen bzw. die Betreuung des Patienten übernehmen.

Der Hausarzt als Familiendoktor und Treuhänder des Patienten

Einen ganz spezifischen, entscheidenden Beitrag kann der zukünftige Hausarzt leisten. Dies bedeutet, dass ein früher bewährtes System – der Hausarzt als wirkliche Bezugsperson – modernisiert wird und der Hausarzt der Zukunft im medizinisch-therapeutischen Netzwerk als Manager für die jeweils beste Versorgung und Betreuung des Patienten agiert. Er ist in der Regel entweder niedergelassener Allgemeinarzt, Internist oder Chirurg. Wichtig ist in jedem Fall, dass der Arzt das Vertrauen des Patienten genießt und über ein hochwertiges allgemeinmedizinisches Knowhow und ein exzellentes medizinisches Netzwerk verfügt. Wesentlich mehr Ärzte als bisher werden in Zukunft für hausärztliche Tätigkeit benötigt, wobei nach meinen Vorstellungen jeder Hausarzt auch über ein besonderes Therapieangebot verfügen sollte wie z.B. Schmerztherapie oder Altersmedizin. Allerdings entwickelt sich Vertrauen zwischen zwei Menschen erst im Laufe der Zeit – oder auch nicht, und dann kann es nicht – wie einige Gesundheitspolitiker offenbar meinen – verordnet werden.

Früher war der Hausarzt die zentrale Anlaufstelle bei Krankheiten und das Bindeglied zu den Spezialdisziplinen und Krankenhäusern. Wohnortnah angesiedelt in der Stadt oder auf dem Land, kannte er die Patientinnen und Patienten von Kindesbeinen an, war informiert über die „Familienkrankheiten", aber auch über die berufliche und soziale Einbindung der Familien. Er kannte zum Teil die Arbeitsbedingungen der Familienmitglieder sowie das gesellschaftliche, aber auch ökologische Umfeld. Heute, wo andere soziale Strukturen die traditionelle Familie insbesondere in den Großstädten abgelöst haben – eine Entwicklung, die durch die vom Arbeitsmarkt geforderte Flexibilität weiter verstärkt wird –, gibt es dies so nicht mehr. Aufgrund der hohen Spezialisierung und der enormen Möglichkeiten der technischen Medizin gerät der Blick für Zusammenhänge immer mehr in den Hintergrund. Zudem ist jede Erkrankung eine große Belastung, bei der sich die Patienten und deren Angehörige den Arzt nicht nur als Fachmann, sondern als persönliche Vertrauensperson wünschen.

Wenn ein Mensch erkrankt, ist er meist hilflos und zögert zunächst einen Arztbesuch lange hinaus, bis dann der Leidensdruck hoch wird, weil etwa die Schmerzen zunehmen. Jedem von uns fällt der Gang zum Arzt leichter, wenn wir die Person kennen, die uns medizinisch berät und versorgt. Insbesondere in Situationen, in denen wenig Zeit vorhanden ist – wie es häufig der Fall ist –, ist es wichtig, dass die Beschwerden so mitgeteilt werden können, dass der Arzt sie richtig bewertet und die richtigen Maßnahmen ergreifen kann. Bei zu geringer Gesprächsdauer können sich schnell Missverständnisse einschleichen, und gerade bei starken Schmerzen kann die Angst vor einer ungewissen Zukunft, z. B. bei Krebs oder vor Operationen, extrem werden. Diese Angst macht häufig hilflos und unsicher. Kommt noch fehlende Kraft dazu und die mangelnde Fähigkeit, sich präzise auszudrücken, sind Missverständnisse beim Arzt vorprogrammiert. Bei Bettlägerigkeit verstärkt sich das Problem oft noch, denn hier benötigt der leidende Mensch noch mehr Trost und Fürsorge.

Daher brauchen wir die persönliche ärztliche Vertrauensperson – den Hausarzt. Wir sollten uns stets darüber im Klaren sein, dass die Geschichte des Patienten und persönliche, familiäre oder berufliche Zusammenhänge wesentlicher Bestandteil einer Erkrankung sein können, auch wenn diese noch so spezifisch ist, wie etwa ein Herzinfarkt oder Bandscheibenvorfall. Diesen psychosomatischen Zusammenhang dokumentiert die deutsche Sprache sehr schön in Redensarten wie „Es bedrückt mein Herz", „Es schlägt mir auf den Magen" oder „Ich habe viel am Hals".

Grundsätzlich sollte in der Behandlung von Patienten – wie bei allen anderen nichtmedizinischen Problemen auch – der Lösungsweg so einfach wie möglich gehalten werden: vom Einfachen zum Komplizierten, von der konservativen Therapie zur Spezialbehandlung, von der medikamentösen Therapie zur Operation oder Psychotherapie, aber auch von der Diagnostik über die spezifische Therapie zur Rehabilitation. Hierzu benötigt unser Gesundheitssystem einen Generalisten, einen Gesundheitsmanager. Der Hausarzt ist dazu prädestiniert: Er schlägt die Brücke zwischen den individuellen Bedürfnissen und dem vom Patienten häufig als unpersönlich, manchmal sogar als bedrohlich empfundenen Medizinsystem. Als Mittler zwischen den verschiedenen Disziplinen und auch im sozialen Netzwerk kann er ganz praktische Hilfe geben: zum Beispiel einen Rollstuhl sofort liefern lassen, die Verwaltung danach durchführen – nicht umgekehrt! – damit Patienten nicht lange auf den sofort benötigten Rollstuhl warten müssen, wie das oft geschieht.

Um als Hausarzt das über Jahrzehnte aufgebaute Wissen nicht zu verlieren, ist auch die Nachfolge frühzeitig zu regeln und ein Juniorpartner einzuarbeiten. Dazu sind die Voraussetzungen zu schaffen. Hausärzte arbeiten viel und verdienen in der Regel wenig Geld.

Die zum Teil unsachliche öffentliche Kritik an der Medizin hat auch vor den Hausärzten nicht Halt gemacht. Auch ihnen wurde „Fünfminuten-Medizin" und Inkompetenz unterstellt. In der Tat sind die Wartezimmer nicht nur beim Hausarzt voll. Ausführliche Gespräche und Untersuchungen gehören nun einmal zur Medizin und müssten entsprechend gut honoriert werden. Denn erst ein ausführliches Gespräch vermag die Wege für eine „sprechende" und „hörende Medizin" zu ebnen. Auch hier ist Umdenken erforderlich.

Der Hausarzt der Zukunft muss sich auskennen im Netzwerk der Medizin. Er sollte in der Lage sein, seine eigene Leistungsfähigkeit einzuschätzen und die spezifischen Ansätze der anderen Fachdisziplinen zu beurteilen, also auch die neu entstehenden Diagnose- und Therapiemöglichkeiten, wie z.B. den speziellen Wert einer Kernspintomographie oder einer endoskopischen Operation.

Neben seiner Bedeutung als Gesundheitsmanager sehe ich ihn auch als Treuhänder der Krankengeschichte der Patienten. Nur er und der Patient sollten letztlich den völligen Überblick über die individuellen Daten des

Krankheitsverlaufes und der einbezogenen Fachärzte erhalten. Die Hausarztpraxis der Zukunft sollte mit dem Patienten auch über telemedizinische Netzwerke oder Teleambulanzen verbunden werden, andererseits aber auch beim Technik-Einsatz nie den persönlichen Kontakt verlieren. Da der Hausarzt im zukünftigen Gesundheitssystem eine zentrale und tragende Rolle haben sollte, sollte er vom maximalen Kostendruck entlastet werden. Weiterbildung sollte einerseits Pflicht sein, andererseits finanziell ermöglicht werden. Hierzu sollten von den Kranken- bzw. Sozialversicherungen spezielle Etats zur Verfügung gestellt werden. Nur wenn der Hausarzt sich ständig weiterbildet und über umfangreiches Hintergrundwissen verfügt, kann er eine „Lotsenfunktion" übernehmen.

Der Hausarzt neuen Stils engagiert sich also grundsätzlich für die Gesamtbelange des Patienten: Sein Engagement umfasst primär ärztliche Funktionen und die allgemeinen Behandlungen, ehe er an Spezialisten überweist. Ich möchte jedoch betonen: Ich bin für freie Arztwahl und Wettbewerb unter Ärzten und Krankenhäusern! Wenn der Hausarzt gute Qualität bietet, kommt auch der Patient. Hier braucht weder die Politik noch die Ärzteschaft Angst zu haben. Der Hausarzt sollte ein umfangreiches Repertoire an schmerztherapeutischem Wissen und Behandlungsmöglichkeiten anbieten können. Zudem ist er für die Langzeitversorgung chronisch Erkrankter und Schwerkranker zuständig. Neben fürsorglichem Engagement kommt auch ein nicht unerhebliches Maß an Seelsorge auf ihn zu.

Der Hausarzt bemüht sich nicht nur um die körperliche Wiederherstellung des Patienten im akuten Fall oder auch bei chronischen Erkrankungen bzw. Krankenhausaufenthalten, sondern er muss sich auch um die soziale Wiedereingliederung kümmern und hierzu einen Überblick und gezielten Zugriff auf Rehabilitationsprogramme haben. Zur Verhütung oder Kompensation von Dauerschäden oder auch Teilschäden sind entsprechende Vorsorgeprogramme von ihm zu aktivieren. Dies reicht bis zur Krankheitsfrüherkennung im präventiven Sinn und Engagement in den Schulen. Lebensbedrohliche Erkrankungen wie z. B. Tumore oder Herzerkrankungen, aber auch schlummernde Erkrankungen wie Zuckerkrankheit, Rheuma oder Nierenerkrankungen müssen von ihm erkannt und entsprechende Behandlungsmaßnahmen im Netzwerk der Medizin eingeleitet werden.

Bei der Langzeitbehandlung des Patienten in der familiären Umgebung führt das persönliche ärztliche Gespräch natürlich auch zur individuellen Lebensberatung bis hin zur Hilfe bei Konflikten und Schicksalsschlägen, die für den einzelnen oft schwer erträgliche Situationen entstehen lassen, wie etwa beim Tod eines geliebten Menschen.

Bei der Gesundheitsaufklärung spielt der Hausarzt eine wichtige Rolle. Hierzu gehört sowohl die Aufklärung über moderne Diagnose- und Therapieansätze als auch über Erkenntnisse aus Ökologie und Umweltmedizin. Er ist ein ideales Bindeglied zur Umwelt- und Arbeitsmedizin. Bei seiner Aufklärungsarbeit aktiviert er die besonderen Know-how-Träger des Systems, wie Fachärzte, Physiotherapeuten, Ernährungsberater oder psychosoziale Beratungsstellen.

Wie wichtig die gute Arzt-Patient-Kommunikation ist, zeigt eine Hamburger Untersuchung: Die Merkfähigkeit der ärztlichen Diagnose und Therapie-Empfehlung beim Patienten ist gering, die Vergesslichkeit beträgt auf dem Heimweg bis zu 50 Prozent. Medikamente werden oft nicht richtig eingenommen, die Patienten haben Hemmungen nachzufragen – und so heilen manche Krankheiten nicht richtig aus. Gerade da ist ein verständiger und verständnisvoller Hausarzt unverzichtbar.

Das Krankenhaus der Zukunft ist ein Gesundheitszentrum

In unserem heutigen Versorgungssystem zwischen Hausarzt, Fachärzten und Krankenhaus fehlt meiner Einschätzung nach ein wesentliches Element. Das sind organspezifische Kompetenzzentren, in denen Spezialisten verschiedener Disziplinen im Team zusammenarbeiten. Diese würden integrativ zwischen niedergelassenen Ärzten und Krankenhausumgebung eingepasst und eine Brücke zwischen ambulanter Medizin und Krankenhausmedizin schlagen. Die Kompetenzzentren sind zur Behandlung von Volkskrankheiten wie Erkrankungen der Wirbelsäule, des Herzens und der Gefäße, der Gelenke, für Brustkrebs oder Diabetes, für Kinderkrankheiten usw. aufzubauen. Auch die Krankenhäuser sollten sich unter diesem Aspekt themenspezifisch interdisziplinär aufbauen und neue Schwerpunkte definieren.

Hierbei ist jedoch ein wesentlicher Aspekt zu beachten: Unter dem Gesichtspunkt Kostenoptimierung geht es darum, kritisch die Krankenhausliegezeit zu reflektieren und die Patientenversorgung möglichst optimal zu „managen". Aber gerade die Fürsorge und zum Teil auch Seelsorge, insbesondere wenn es sich um einen leidenden, chronisch erkrankten oder schmerzkranken Patienten oder einen vom Tode bedrohten Patienten handelt, ist unter dem finanziellen Gesichtspunkt so gut wie nicht zu erfassen. Von daher lehne ich auch ein reines Fallpauschalensystem, das diesen Aspekt nicht großzügig berücksichtigt, vehement ab. Wenn ein Patient das Krankenhaus verlässt, sollte er eigentlich gesund sein und vor allen Dingen auch Kraft bekommen haben, sein Leben wieder positiv zu gestalten. Das Gegenteil ist leider häufig an der Tagesordnung.

Das Krankenhaus der Zukunft, so wie ich es mir vorstelle, ist integrativ verwoben mit den organspezifischen Zentren, die ambulant tätig sind oder für eine Nacht das Krankenhaus benötigen, oder das Krankenhaus ist selbst organspezifisches Zentrum. Es verfügt über die Maximalausstattung an technischer Gerätschaft und Personal und fungiert als Dienstleistungszentrum: Jedes therapeutische Team könnte kurzfristig darauf zurückgreifen.

Voraussetzung hierfür ist eine komplette digitale Vernetzung der Krankenhäuser mit den organspezifischen Zentren und den niedergelassenen Ärzten sowie den therapeutischen Einrichtungen. Auf kurzem Wege würden Bild- und Schriftdokumente sowie Labordaten und physiologische Ergebnisse wie EKG, EEG usw. übermittelt werden, sowohl zum Zuweisenden als auch zum Dienstleister.

Für die organspezifischen Zentren könnten die diagnostische Umgebung, die Untersuchungs- und Operationsräume bis hin zu Einrichtungen der Physiotherapie, Fitness- und Wellnessanwendungen vorgehalten werden; Nachsorge und Intensivüberwachung wären eingeschlossen: ein ganzheitlicher Fluss von Vorsorge, Diagnostik, Mikromedizin, minimal invasiver Medizin, Operationsmethodik, Rehabilitation, Fitness, Wellness und Sekundärprävention.

Da der Operations- und Behandlungsraum der Zukunft modernste radiologische Systeme beinhalten wird, wäre es sinnvoll, die radiologische Diagnostik und Operationsumgebung als Kristallisationskern neuer organspezifischer Zentren in einem Krankenhaus oder in Nähe des Krankenhauses zu etablieren.

Man könnte in organspezifischen Zentren flächendeckend radiologische und angiographische Bildsysteme aufstellen und eine Vollauslastung rund um die Uhr durch Ärzte des Hauses und durch institutionenübergreifende Nutzung erreichen.

Das Krankenhaus der Zukunft könnte sich also in ein Gesundheitszentrum wandeln, organspezifische Zentren integrieren und Krankenhausärzte und niedergelassene Ärzte vernetzen, die sich wechselweise vertreten und eine integrative Versorgung ermöglichen könnten. Auf diese Weise würde im Team ein schlüssiges Therapiekonzept realisiert, bei dem nicht ständig neue Medikamente und Behandlungen verordnet oder überflüssige Mehrfachuntersuchungen durchgeführt werden.

Es gäbe in diesem Konzept ein Gesundheits-Oberzentrum, in dem hochwertige diagnostische Geräte, Labors und Operationsräume vorgehalten werden, und Unterzentren, z. B. kleinere Krankenhäuser in der Peripherie, die sich in der Vor- oder Nachsorge bzw. in der psychosomatischen oder geriatrischen Versorgung engagieren können und somit vollwertiger Partner in der gesamten Patientenversorgung werden. Eine Schließung dieser Häuser wäre fatal.

Gerade der Gesundheitstourismus könnte nach der neuen europäischen Rechtssprechung, welche jetzt die Behandlung in jedem Land Europas ermöglicht, ein wesentliches Element für die Auslastung sein.

Das Hotel zur „Gesundheit"

In diesem Sinne sollten auch die Krankenhäuser prüfen, inwiefern es möglich ist, einer drohenden Schließung durch adäquate Umstrukturierungsmaßnahmen entgegenzuwirken. Ich denke, dass jedes Krankenhaus das nötige Know-how hat, um eine besondere Spezialität mit eigenem Profil anzubieten. Ein Krankenhaus, dem es heute weniger gut geht, könnte etwa die Versorgung von Senioren anbieten oder ein organspezifisches Zentrum integrieren und aus dem Bettentrakt ein Hotel schaffen (das „Hotel zum Herzen" beispielsweise als Herz-Kompetenzzentrum). Es könnte eine Wellness-Abteilung z. B. für Senioren eröffnen, Fortbildungen anbieten, sich an Schulen engagieren oder sogar Läden und Drogerien in die Stationen integrieren. Warum nicht auch Textilien verkaufen, schadstofffreie Kleidung entwickeln? Schon jetzt könnten sofort Patienten aus England oder Holland versorgt werden, die dort monatelange Wartezeiten für Diagnostik und Operationen haben. Unsere Kreativität ist gefordert. Heute wird zu wenig daran gedacht, das Krankenhaus wirklich zu verändern, also vom „Krankenzentrum" hin zum „Gesundheitszentrum" oder zum Gesundheitshotel (besser die Krankenhäuser sehen diese Chance jetzt, bevor amerikanische Hotelketten diese Aufgabe übernehmen) – warum nicht auch mit Event-Charakter, z. B. mit Clownerie und anderen Aktivitäten, eventuell gemeinsam mit dem örtlichen Theater- oder Opernhaus, und einer eigenen Theater- oder Musikgruppe mit oder ohne Einbeziehung von Patienten? Lachen und Singen sind die beste Medizin!

Die Idee, Krankenhäuser in Gesundheitszentren umzuwandeln, hat für mich viel Charme. Neben der medizinischen Versorgung ist auch die regionale Versorgung von Kindern, alten Menschen, chronisch Kranken und Behinderten mit entsprechenden Begegnungsstätten, etwa einer Kindergaststätte, eine große Herausforderung. Hier könnte nicht nur beraten werden, sondern im Restaurant auch gesunde Ernährung oder Kochkurse angeboten werden. Denkbar sind auch Weiterbildungskurse z. B. zusammen mit den Schulen und anderen Bildungseinrichtungen: zum Essen, zum gesunden Wohnen usw. Gleichzeitig könnten Produkte wie Kissen, Möbel, Nahrung oder Medikamente und sonstige Gesundheitsprodukte verkauft werden.

An dieser Stelle möchte ich noch ein Wort zu Vorurteilen sagen wie: Ärzte seien nicht am Menschen, sondern nur an Geld interessiert. Natürlich gibt es auch unter uns – wie in anderen Branchen auch – schwarze Schafe, die leider vor Abrechnungsbetrug nicht Halt machen. Das ist sehr bedauerlich, diskreditiert es doch in einer Situation, in der ohnehin fast nur noch von Kosten, aber nicht mehr vom Arztsein und von einer Medizin im eigentlichen Sinne die Rede ist, die Ärzteschaft und auch die Medizin insgesamt. Aber die Realität sieht anders aus. Gerade in den Krankenhäusern gibt es so viele Ärztinnen und Ärzte, Krankenschwestern, Pflegekräfte und sonstige Therapeuten, die mit unglaublichem persönlichem Engagement Tag und Nacht für die Patienten da sind, unter für sie selbst schwierigen Arbeitsbedingungen, manchmal bis an die Grenzen ihrer Kräfte. Allein in Deutschland werden zur Zeit mindestens 15 000 Ärzte zusätzlich in den Krankenhäusern benötigt bzw. nachdem die Bereitschaftsdienstzeiten in Europa als Arbeitszeiten anerkannt wurden, vermutlich sogar noch mehr.

Arzt und Therapeut zu sein ist ein wunderbarer Beruf, und auch das sollten wir in der Kostendiskussion nicht schlecht reden. Gerade Medizinstudenten und junge Ärztinnen und Ärzte haben lange überhaupt kein ökonomisches Interesse, sondern wollen helfen und heilen. Diese Grundmotivation gilt es zu erhalten und zu fördern.

Der Medizin-Dschungel lichtet sich: organspezifische Kompetenzzentren

Meine Antwort auf die Frage „Wem gehört die Wirbelsäule?" lautet: „Sie gehört weder dem Orthopäden noch dem Neurochirurgen noch dem Hausarzt oder Mikrotherapeuten; sie gehört dem Patienten, und dieser benötigt die beste Therapie vom therapeutischen Team, im Spannungsfeld zwischen High-Tech und Naturheilkunde."

Eine Möglichkeit dazu bildet die Gründung von Kompetenzzentren für bestimmte Krankheiten. Es erscheint sinnvoll, diese neuen Einrichtungen auf ein bestimmtes Organ und seine Erkrankung zuzuschneiden. Herz, Gefäße, Rücken und Schmerz könnten den Anfang bilden. Teams, in denen Fachärzte unterschiedlicher Disziplinen zusammengefasst werden, sollten unter wissenschaftlicher Begleitung ihre Arbeit aufnehmen.

Es gibt verschiedene Möglichkeiten:
- Originäre Zentren: alle Fachdisziplinen sind unter einem Dach versammelt.
- Virtuelle Zentren: Zusammenschluss unterschiedlicher Standorte.
- Vernetzung durch telemedizinische Technik.

Die Vorteile liegen auf der Hand: Die Wege sind kurz, dadurch für den Patienten entlastend; es gibt einen besseren fachlichen Austausch und Wissensaufbau; Doppeluntersuchungen können vermieden werden; eine ganzheitliche Betreuung auch mit anderen therapeutischen Richtungen (Psychosomatik, Naturheilverfahren usw.) ist möglich. Kosten werden eingespart. Solche Zentren bieten zudem beste Voraussetzungen für Forschung und Entwicklung neuer Verfahren, Instrumente, Geräte, Prothesen, der Telemedizin usw.

Im Folgenden eine kleine Modellrechnung: Legt man pro Patient eine durchschnittliche Ersparnis von rund 5000 Euro zugrunde und verlegt beispielsweise 5000 behandlungsbedürftige Bandscheibenpatienten in ein organspezifisches Zentrum statt ins Krankenhaus, so könnte man die Ausgaben um mindestens 25 Mio. Euro senken. Bei 100 Zentren würde grob geschätzt ein Einsparvolumen von 5 Mrd. Euro erzielt werden. Günstige Auswirkungen hätte dies auf den Behandlungserfolg. Einsparungen von Medikamenten, Kranken- und Krankenhaustagegeld in nicht unerheblichem Ausmaß kämen dazu! Und die Frühberentung nähme ebenfalls ab. Ein wahrer Segen für den Patienten, den Betrieb und die Krankenkassen – ein Erfolg guter Gesundheitspolitik!

Endlich! Medizin aus einer Hand: das ambulant-stationäre Netzwerk

Es gilt, mit telemedizinischer Hilfe die Netzwerke zwischen den Akteuren der sieben Säulen (s. S. 114 f.) im Gesundheitswesen aufzubauen und zu entwickeln. Zentrale Ansatzpunkte sind die Ausschöpfung von bestehenden Strukturen, eine intensive interdisziplinäre Zusammenarbeit mit schnellstem und umfassendem Informationstransfer zwischen den beteiligten Ärzten und Institutionen unter Einbeziehung der Patienten sowie die Vermeidung von Doppel- und Mehrfachuntersuchungen.

Akutmedizin und Rehabilitation gehören ebenso wie stationäre und ambulante Medizin zusammen. Eine Versorgung im ambulant-stationären Netzwerk wird für den Patienten die beste Versorgungsqualität bringen.

Im Folgenden möchte ich zwei Beispiele für ein ganzheitliches medizinisches Versorgungskonzept vorstellen, dem ich den Namen „High-Care" gegeben habe: „High-Care der Wirbelsäule" und „High-Care des Herzens". Den angloamerikanischen Begriff „High-Care" halte ich deshalb für so treffend, weil er nicht nur eine hochwertige medizinische Betreuung, sondern auch höchste Fürsorge und liebevolle Medizin mit einschließt. Insofern ist High-Care viel mehr als „Managed-Care". Es gibt leider keinen kurzen adäquaten Begriff in der deutschen Sprache, der dieses Anliegen entsprechend ausdrückt.

Als erstes Beispiel „High-Care der Wirbelsäule", da es sich um die kostenintensivste Krankheit handelt. Um diese eine Krankheit zu behandeln, wenden wir nach Expertenberechnungen jährlich die gewaltige Summe von ca. 30 Mrd. Euro auf. Bei diesen Volksleiden können durch verbesserte Strukturen in Versorgung und Management einerseits hohe

Kosten eingespart, andererseits aber sehr deutliche Steigerungen an Produktivität und Qualität erreicht werden. Beides kommt der ganzen Gesellschaft zugute.

Das Innovative an dem Netzwerkkonzept sind nicht die einzelnen Behandlungsmaßnahmen, sondern es ist die konsequente Integration und Ablauforganisation von Prävention, Diagnose, Mikro-Therapie, endoskopischen Maßnahmen und offenen Operationen, Rehabilitation und Sekundärprävention im Versorgungskreislauf „High-Care der Wirbelsäule". Voraussetzung hierfür sind die Kommunikation und abgesicherte Informationsmöglichkeiten des Patienten durch Ärzte, Internet oder Selbsthilfegruppen. In Deutschland werden die meisten Arbeitsunfähigkeitsbescheinigungen wegen Rückenschmerzen ausgestellt und jährlich etwa 60000 Bandscheibenoperationen durchgeführt; alle Eingriffe nimmt man heute in Krankenhäusern vor. Ziel des neuen Konzepts ist es, 30000 bis 40000 der Operationen durch mikrotherapeutische Eingriffe, die ambulant in organspezifischen Zentren durchgeführt werden, zu ersetzen.

Dasselbe gilt für „High-Care des Herzens" als integriertes Versorgungskonzept für Patienten mit Herzerkrankungen.

In Deutschland erleiden jedes Jahr rund 270000 Menschen einen akuten Myokard-Infarkt. Bei einem Drittel gibt es keine Rettung, sie sterben an den Folgen, vor allen Dingen, bevor sie ins Krankenhaus kommen. In der Altersgruppe der 45- bis 65-Jährigen, die als Hauptrisikogruppe gilt, entstehen laut Aussagen der Sozialversicherung über einen Zeitraum von zehn Jahren durch die Behandlung Ausgaben in Höhe von rund 30 Mrd. Euro, wenn bereits koronare Herzkrankheiten bestehen. Fachleute nennen dies kumulative Kosten, denn es werden sowohl direkte als auch indirekte Ausgaben berücksichtigt. Auch aus diesen Gründen ist die Erarbeitung eines Konzepts zur *frühzeitigen* Erkennung und Behandlung der koronaren Herzkrankheit eine Verpflichtung für die Medizin.

Unter Einbeziehung des Hausarztes und in integrativer Zusammenarbeit mit den Internisten und Chirurgen vor Ort wären eine optimale zukunftsweisende Vorsorge, aber auch Therapie und Nachsorge in einem kompetenten ärztlichen High-Care-Team möglich. Klassische Untersuchungs- und Behandlungsmethoden würden mit High-Tech-Verfahren kombiniert. Hierbei wiederholt sich mein High-Care-Versorgungskonzept einschließlich Rehabilitation und Wellness, also „High-Care des Darmes" und „High-Care der Lunge" usw. Darmkrebs-Erkrankungen beispielsweise können heute durch virtuelle Endoskopie, Stuhl- und Laboruntersuchungen in frühesten Stadien erkannt und dann gezielt klassisch gastroskopisch operiert werden. Viele Menschen, die heute an Darmkrebs sterben, könnten durch Früherkennung gerettet werden. Leider wird Darmkrebs aber aufgrund mangelnder Vorsorgemaßnahmen häufig zu spät diagnostiziert. Die Bilanz ist erschreckend: Jährlich erkranken in Deutschland rund 55 000 Menschen an Darmkrebs, für 30 000 gibt es keine Rettung, sie sterben an den Folgen. Jährlich sind fast eine Milliarde Menschen (ein Sechstel der Menschheit) weltweit an Darmkrebs erkrankt (Neu- und Alterkrankte zusammen). High-Care-Kompetenzzentren würden hier helfen.

Ähnliche High-Care-Behandlungszentren sollten auch für die weiteren Volkskrankheiten entwickelt und realisiert werden. Unter uns leben schätzungsweise 900 000 Menschen, die unerkannt an einem Tumor erkrankt sind. Daher sind moderne Verfahren, vor allen Dingen auch bei den Präventionsuntersuchungen so wichtig. Sanftere High-Tech-Diagnose- und Therapieverfahren schonen das Körpergewebe, beschleunigen den Heilungsprozess, verbessern die Lebensqualität und verringern die Liegezeit nach Operationen. Die positiven Effekte dieser Innovationen liegen auf der Hand: Es gibt seltener Komplikationen, die Patienten ängstigen sich weniger, und die Bereitschaft zu Vorsorgeuntersuchungen nimmt zu. Von entscheidender Bedeutung ist bei allen Konzepten die Rolle des Hausarztes bzw. des Arztes des Vertrauens, der die Koordination für alle Maßnahmen übernehmen sollte.

Wir sollten alles tun, um die Qualität bei den Abläufen und Prozeduren innerhalb von Therapie und Diagnostik weiter zu steigern. Dass damit Ausgaben eingespart werden können, ist ein glücklicher Nebeneffekt, doch darf das Kostenargument niemals die Prämisse des Handelns in der Medizin werden. Trotz Krisen oder leererer Kassen muss es auch in Zukunft bei schweren und komplexen Krankheiten möglich sein, Therapien zu finanzieren, die den Einsatz besonderer Technik und das Wissen von Spezialdisziplinen erfordern. „Geld dominiert den Alltag in der Klinik." Dies ist das traurige Ergebnis einer dreijährigen Studie des Wissenschaftszentrums Berlin für Sozialforschung. Erschreckend an der aktuellen Situation ist, dass die Kostendiskussion der Entscheider im Gesundheitswesen mittlerweile den gesamten medizinischen Alltag prägt. Verwaltung wird wichtiger, als Menschen zu heilen. Genau dies widerspricht meiner Vorstellung als Arzt und Mensch fundamental!

Medizintechnik und Pharmazie bringen die Medizin zum Blühen

Die moderne Medizin bietet ständig bessere Möglichkeiten, Krankheiten zu heilen. Immer mehr Menschen möchten von diesen Angeboten auch Gebrauch machen, indem sie sich für neue Verfahren entscheiden. Der medizinische und medizintechnologische Fortschritt steht dem Patienten allerdings nicht einfach so zur Verfügung. Es gibt eine Reihe von Hindernissen. Die Probleme reichen von nicht geregelten Abrechnungsverfahren (zehn Jahre nach Einführung der katheterlosen Herzuntersuchungen gibt es immer noch keine Abrechnungsziffer), Diskreditierung von medizinischer Forschung und Entwicklung im Krankenhaus durch Industrieunterstützung bis hin zu zögerlichen und wenig transparenten Technologie-Bewertungsverfahren bei der Zulassung neuer Therapieansätze.

Die Medizintechnikbranche ist stark auf den Mittelstand ausgerichtet. Diese Branche hat neben einigen anderen die höchsten Wachstumsraten zu verzeichnen. Die meisten Ausbildungsplätze finden sich im Mittelstand, auch viele Innovationen gehen aus ihm hervor. Manchmal gewinne ich den Eindruck, dass von der Politik und auch den Banken die Bedeutung des Mittelstandes nicht wirklich ernst genommen wird. Betriebsschließungen, eine verringerte Zahl von Ausbildungsstellen, zögerliche Investitionen in Forschung und Entwicklung sind eine Katastrophe für die Zukunft eines Landes.

Mikrosystemtechnik

Mikrosysteme faszinieren nicht nur die medizinische Fachwelt. Diese Technik erlaubt es, winzigste Maschinen und Pumpen zu produzieren, deren Teilgrößen im 1 000 000stel eines Millimeters (nano) liegen. Der

Bereich Mikrosystemtechnik ist in Europa – speziell in Deutschland – außerordentlich stark entwickelt. Die Mikrosystemtechnik verfügt über Kleinstsysteme, Technologien und Verfahren, die in miniaturisierter Form bereitgestellt werden, wie beispielsweise Zahnräder, die so klein wie Ameisenbeine sind. Klinische Anwendungsformen findet man bei Dosiereinrichtungen in Medikamentenpumpen, aber auch in Sonden, Implantaten sowie in der Endoskopie und Analysetechnik in der Medizin.

Entscheidende Gesichtspunkte bei der Entwicklung dieser Produkte sind folgende Faktoren: die Art des Werkstoffs, die Biokompatibilität und die Einhaltung des Medizinproduktegesetzes. Haltbarkeit und Körperverträglichkeit spielen eine große Rolle. Für den Medizin-Instrumentenbau sind antimagnetische Materialien wie Titan, Platin, Keramik und ihre Legierungen von eminenter Bedeutung. Vor allem für Eingriffe in Kernspintomographen finden diese Werkstoffe zunehmend Verwendung, aber auch Materialien mit superelastischen Formgedächtnis-Eigenschaften sind wichtig: zum Beispiel für Sonden, mit denen man „um die Ecke" behandeln kann. Mein Team entwickelt zur Zeit einen Bohrer, der um die Ecke bohrt, in einem Sonderforschungsbereich der Ruhr-Universität Bochum.

Ausgestattet mit sogenannten „intelligenten" Sensoren könnten die Geräte in Zukunft Gewebe mechanisch auf engstem Raum und an entlegensten Körperregionen abtragen. Oder Sensoren erfassen und analysieren auftretende Hindernisse oder messen den Druck, die Temperatur oder stellen die Tumoraktivität dar. Oder Sensoren messen kontinuierlich den Druck, die Pulssequenz und den Rhythmus in Herznähe.

Lange Zeit galten miniaturisierte Pumpen und Motoren als technische Spielereien. Mittlerweile aber erobern sie zusammen mit Neuentwicklungen wie der „intelligenten Tablette" oder der Endoskopie-Pille den Medizinprodukte-Markt. Die High-Tech-Endoskopie-Pille ist für mich zur Zeit das phantastischste High-Tech-Produkt überhaupt. Sie wird geschluckt und sendet ständig Bilder aus dem Inneren an einen Monitor. Sie bietet problemlos ein großes Potenzial an diagnostischen Möglichkeiten. So kann man heute schon die Schleimhaut im Magen-Darm-Trakt beobachten oder sich einen Überblick über die Sekretabgabe verschaffen. Warum sollte diese innovative Pille in Zukunft nicht auch für eine gezielte Medikamentenabgabe genutzt werden?

In der medizinischen Versorgung gewinnen miniaturisierte und implantierbare Datenüberträger zunehmend an Bedeutung. Sie könnten als Implantate eigenständig eine Vielzahl von Messungen direkt im Körper durchführen. Die Palette reicht von Blut- und Hirndruck über Sauerstoff- und Kohlendioxidkonzentration bis hin zu elektrischen Potenzialen oder Signalen über eine Prothesenlockerung (Elektrokardiogramm und Elektromyogramm). Solche In-Vivo-Mess-Sonden liefern dem Arzt wichtige Informationen über den aktuellen Gesundheitszustand des Patienten und würden eine gezieltere Behandlung, beispielsweise bei Schmerz- oder Tumorpatienten ermöglichen.

Mikropumpen zur Langzeitinjektion von Medikamenten können entscheidend zum Erfolg bei Krebsbehandlung und Schmerztherapie beitragen. Auch die Effektivität der Insulindosierung wäre mit Hilfe dieses Gerätes zu steigern. Für Diabetiker ließe sich mit der kleinen Pumpe eine fast physiologische Stoffwechselregulation erzielen. Dass diese Versorgungsform für die chronisch Kranken mit einem erheblichen Zuwachs an Lebensqualität verbunden wäre, brauche ich nicht weiter ausführen. Ein Glukose-Sensor wäre dazu in der Lage, die Zucker- und Insulinkonzentration im Körper permanent zu überwachen. Die Mikropumpe in Kombination mit einem Medikamentenreservoir könnte die Aufgabe übernehmen, die Dosierung immer exakt an den aktuellen Bedarf des Patienten anzupassen.

Um die Entwicklung von Produkten zu beschleunigen und eine schnelle Refinanzierung zu erreichen, sollten vielleicht auch unkonventionelle Finanzquellen angedacht werden. Vorstellen könnte ich mir, dass sich Versicherungen oder einzelne Krankenkassen an medizintechnischen Unternehmen beteiligen, wobei entsprechende Regelungen notwendig wären und die Wahrung der Patienteninteressen oberstes Gebot sein müsste. Das Engagement von Krankenkassen bei der klassischen Forschung und Entwicklung würde als Katalysator Innovationen zum Wohle des Patienten beschleunigen, gleichzeitig aber auch die Qualität kontrollieren und Verständnis für die Technologie aufbauen helfen.

Zukunftsfelder der Medizin-, Gesundheits- und Gerontotechnik

Viele meiner Rückenpatienten, vor allen Dingen aus der älteren Generation, klagen darüber, dass sie aufgrund ihrer Hals- oder Lendenwirbelsäulenschmerzen viele Dinge im Haushalt nicht verrichten können. Der Staubsauger ist kaum zu halten, das Kochen am Herd ist unerträglich, selbst die Zubereitung eines Salates ist kaum zumutbar, weil der Rücken schmerzt oder der Arm nicht richtig bewegt werden kann. Sogar beim Föhnen oder Haare kämmen gibt es Probleme, und auch das Fensteröffnen oder das Treppensteigen ist zum Teil nicht möglich.

Für chronisch Schmerzkranke, Behinderte oder alte Menschen wird das Leben in unserer hochtechnisierten Welt zunehmend zum Problem, da mittlerweile viele Alltagsgegenstände elektronisch geregelt werden. Überall findet man Computersteuerung, und selbst der Fernseher oder das Radio mit vielen hundert Kanälen, den verschiedensten Einstellungen für Klang, Ton- oder Bildqualität kann nur noch über Menüs gesteuert werden.

Das ist eine Herausforderung für die Medizintechnik. Denn gerade die Medizin- bzw. Gerontotechnik für den alten Menschen hat hier eine große Zukunft. Hilfen für den Haushalt, z. B. eine Erhöhung der Arbeitsfläche oder des Herdes in der Küche, damit der Rückenschmerzkranke gerade stehen kann, bzw. die Entwicklung spezieller Stühle, sind ein Beispiel für viele andere Technologien wie beispielsweise die Zweiknopffernbedienung, damit man Radio, Fernseher oder Telefon optimal bedienen kann, bis hin zu neuen Hilfen beim Sitzen bzw. Lenken eines Autos. Hier eröffnen sich neue Märkte.

Da ich früher starke Angst vor dem Blutabnehmen hatte und auch eigentlich jeden Arztbesuch vermeiden wollte, habe ich mir schon früher die Frage gestellt, warum wir nicht Blut- oder Urinuntersuchungen, insbesondere bei bestimmten Erkrankungen, einfacher und kontinuierlicher durchführen können. Hier tun sich enorme Möglichkeiten durch die Weiterentwicklung der Sensortechnik und der Computerweiterverarbeitung auf. Es macht doch Sinn, morgens beim ersten Gang auf die Toilette die Bestandteile des Urins automatisch zu messen und beispielsweise die Früherkennung von Diabetes oder Infektionen der Nieren zu überprüfen. Auch könnte verstecktes Blut im Stuhl zur Aufspürung von Dickdarmkrebs auf diese Art und Weise erfasst werden. Kontinuierlich gemessen hätten wir ein wirkliches Profil, könnten so auch die Therapie von Krankheiten überprüfen, möglicherweise auch den Spiegel von Medikamenten über die Ausscheidung kontrollieren und telemetrisch an den Hausarzt schicken. Das digitale Haus für Senioren mit vielen einfachen (elektronischen) Hilfen ist meine Vision.

Auch Blutmessmethoden über Lichtabsorption erscheinen berührungsfrei möglich oder die Implantation von Sensoren in stark durchströmten Blutarealen, die Blutzellen zählen könnten. Hier ergeben sich neue Anwendungsfelder für die Medizintechnik Europas.

Europa verfügt ja bereits über einen weltweit führenden Fundus an medizintechnischem Wissen. Um dieses Potenzial nicht weiter zu gefährden sowie innovative Entwicklungen zu sichern und zu nutzen, ist eine Umkehr im Gesundheitswesen dringend erforderlich. Neue Produkte und Verfahren sollten den Patienten viel schneller als bisher zur Verfügung gestellt werden. Dass diese Innovationen auch Eingang in den Katalog der über die Krankenkassen abrechenbaren Leistungen finden müssen, versteht sich eigentlich von selbst.

Ein weiterer boomender Bereich ist die Biotechnologie. Künftig werden verstärkt biotechnologische Verfahren für Medizin- und Industrieanwendungen einbezogen. Dies geschieht beispielsweise bei Neuroprothesen, z. B. beim Anschluss von Nerven mit gezüchteten Nervenzellen vom Patienten an künstliche Arme von Amputierten, Implantaten, Biosensoren oder Bioaktoren, aber auch bioelektronischen Komponenten wie bei der „Chipkamera" im Auge, bei der die Augennerven von Blinden mit bildgebenden Chipfolien in Berührung gebracht werden, damit der Sehprozess wieder möglich wird.

Europäische Firmen oder Konsortien, die sich mit den Bereichen Mikrostruktur, Mikrosystemtechnik und Nanotechnik befassen, treten in direkte Konkurrenz zu japanischen oder amerikanischen Unternehmen. Die Ausgangsbedingungen der europäischen Länder sind hinsichtlich staatlicher Förderung nicht annähernd so gut wie die ihrer Konkurrenten. Unter der Leitung des Ministry of Industry and Trade (MITI) hat die japanische Regierung schon vor Jahren Unternehmen und Hochschulprofessoren beispielsweise für ein sehr ehrgeiziges Projekt begeistern können: Man hat es sich zur Aufgabe gesetzt, dass innerhalb von zehn Jahren Mikro-Roboter für den Einsatz im menschlichen Körper entwickelt werden. Diese Roboter sollen sich in den Blutbahnen bewegen können und mit Hilfe komplexer Technologie und Sensorik Untersuchungen, Analysen und Behandlungen von Krankheiten durchführen. Allein für die Entwicklung eines experimentellen „Microintelligent Catheter" wurden 200 Mio. Euro vorgesehen. Eine große Zahl von Unternehmen und Forschungsinstituten, auch konkurrierende, sind an dem Vorhaben beteiligt.

Ähnlich rasante Entwicklungen sind in Amerika zu verzeichnen. Dort ist es für kleine und mittelständische Unternehmen und Universitätsforscher schnell möglich, durch engagierte Finanziers, beispielsweise aufgrund von Venture-Capital-Aktivitäten, in kurzer Zeit beträchtliche Summen Fremdkapital für Neuentwicklungen, Produktion und Vertrieb zu akquirieren.

Mit den Ergebnissen meiner Forschung, die ich als Gastprofessor an der University of California in San Francisco durchgeführt hatte, kam ich als junger Forscher 1988 stolz zurück nach Deutschland. Meine Ergebnisse der Operationsmöglichkeiten im offenen Kernspintomographen stellte ich auf einem deutschen Radiologen-Kongress vor, was jedoch nicht sehr gut ankam. Ich wurde von einem einzigen Kollegen öffentlich verteidigt, dem damaligen Rektor der kalifornischen Universität, selbst Radiologe, der meine Ergebnisse und Visionen von Therapien in tomographischen Systemen schon damals als Revolution der operativen Medizin bewertete.

Heute haben sich die Operations- und Behandlungsmethoden in einem Computer- bzw. Kernspintomographen weltweit verbreitet. Selbst große Gehirnoperationen werden mehr und mehr durchgeführt. Fast jeder Universitätsradiologie arbeitet – zumindest ansatzweise – mikrotherapeutisch, viele niedergelassene Kollegen sowie zunehmend auch andere Fachdisziplinen. Ich selbst bin vor sechs Jahren auf den ersten Lehrstuhl für Mikro-Therapie weltweit berufen worden. Die Mikro-Therapie wurde im Jahr 2001 in das Lexikon der Medizin – den Pschyrembel – aufgenommen.

Pharmazie und Apotheken

Ein Beispiel für die Effizienz unserer Medizin ist die Bekämpfung von SARS (Schweres akutes Atemwegssyndrom): Man konnte das Virus in seiner Verbreitung recht schnell eindämmen. Innerhalb von Tagen hatte sich das Virus von China kommend über die halbe Welt ausgebreitet und viele Todesopfer gefordert. Und innerhalb von drei Monaten scheint es erst einmal besiegt. Dies gelang nur durch das vorbildliche und effektive Zusammenarbeiten von dreizehn weltweiten Laboratorien. Diese vorbildliche Leistung lässt für die Zukunft hoffen. Aber nur, wenn die medizinische und pharmazeutische Forschung weltweit nachhaltig von den Regierungen unterstützt werden. Denn mit neuen „Biowaffen der Natur" müssen wir rechnen, spätestens seit den zunehmenden Antibiotikaresistenzen und den schnellen Innovationszyklen neuer Viren und Bakterien. Für die pharmazeutische Industrie weltweit könnte durch die neuen mikrotherapeutischen Methoden ein bedeutender Innovationsschub bevorstehen. Medikamente können heute an genau der Stelle, an der sie wirken sollen, in hoher Konzentration platziert werden. So verringert man unnötige Belastungen der Körperfunktionen. Dies gilt vor allen Dingen für die Behandlung von Volkskrankheiten wie Schmerz, Bandscheibenvorfälle, Arthrose, darüber hinaus auch bei Herz-Kreislauf-Erkrankungen. Auch in der lokalen Tumortherapie wurden entscheidende Fortschritte erzielt. Weitere wichtige Einsatzgebiete sind Narben nach Operationen, Verschleiß an Gelenken, Rheumaerkrankungen oder Gallensteine.

Gerade die moderne Pharmazie hat durch langjährige Erforschung der Wirkungsmechanismen von hochprozentigen Medikamenten die Behandlung von vielen Erkrankungen wie Bluthochdruck, Infektionen, Diabetes, Schmerzen, psychischen Erkrankungen möglich gemacht. Hier wurden Milliarden investiert. Viele Millionen Herzinfarkte und Schlaganfälle konnten aufgrund dieser Medikation jährlich weltweit verhindert werden. Neue Wirkstoffpräparate werden gebraucht zur Behandlung von Aids, SARS oder Hepatitis, aber auch für bekannte Infektions-Krankheiten, bei denen herkömmliche Antibiotika zunehmend wirkungslos werden. Aber wir benötigen nachhaltige Forschung für die Weiterentwicklung, um die Nebenwirkungen von Medikamenten zu reduzieren, wie bei den Betablockern, die heute noch Kopfschmerzen, Einschränkung der Sexualität usw. bewirken, und für neue Applikationsformen.

Die Apotheken der Zukunft müssten als Lieferanten von Medikamenten und Gesundheitsprodukten viel mehr in die inhaltliche Betreuung des Patienten bzw. Gesundheitskunden investieren. Mündige Menschen fordern Beratung und Aufklärung. Hier wäre eine wesentliche Informationslücke zu schließen. Über 50 Prozent aller Patienten vergessen auf dem Weg vom Arzt zur Apotheke, warum sie ein Medikament verschrieben bekamen und wie es wirkt. Hier sehe ich einen großen Nachholbedarf. Weg vom reinen Handel also – das können Großkonzerne vermutlich besser – hin zum neuen Image. Arzt und Apotheker waren früher die rechte und linke Hand des Patienten, und sie sollten es wieder werden, vor allen Dingen auch durch Individualrezepturen. Sowohl zur Information als auch zum Handel sollte man das Internet nutzen. Deshalb sollten Apotheker diese Technik unternehmerisch für sich entdecken und gestalten, dann wäre es eine große Hilfe für ihr Unternehmen und für die Patienten.

Gesundheit und Handwerk

In Europa gibt es viele kleine traditionelle Handwerksunternehmen. In innovativen Gebieten wie der Gesundheitswirtschaft werden die vielfältigen Möglichkeiten des Handwerks nicht wirklich ausgelotet, obgleich sich das Handwerk für die Entwicklung und Produktion von Medizintechnik geradezu anbietet. Man unternimmt leider zu wenig, um den Nachwuchs für innovative oder auch traditionelle handwerkliche Tätigkeiten zu interessieren. Es wäre jedoch kurzsichtig, wenn das Wissen der Handwerke, das über viele Generationen – oft auch nur mündlich – weitergeben wurde, im Zeitalter der Informationsgesellschaft einfach verschwände, weil man momentan andere Schwerpunkte setzt.

„Das Wissen von gestern kann das Know-how von morgen sein!" Wir müssen mit diesen Schätzen und Fähigkeiten der Menschen aufmerksam umgehen und möglichst viel davon erhalten. Zumindest sollten wir versuchen, sie umfassend zu dokumentieren, Menschen mit speziellen Eigenschaften zu fördern und das Alte mit dem Neuen zu verbinden! Also: das wirklich Sinnvolle aus der Vergangenheit konservieren und mit Vernunft in neue Konzepte einbringen – und nicht das Alte einfach beseitigen. In diesem Punkt bin ich aus voller Überzeugung ganz konservativ.

Wir brauchen in der betrieblichen Ausbildung dringend eine beherzte Neuorientierung. Die Chancen für die Jugendlichen stehen dabei im Gesundheitshandwerk sehr gut, da es eine Vielzahl von interessanten Tätigkeitsfeldern, aber auch neue Berufe gibt: Feinmechanik, Metallverarbeitung, Kliniktechnik, Elektrik und Elektronik, Kleinmotorik, Hydraulik und Antriebsmotoren für OP-Tische und Bildsysteme, medizinischer Möbelbau und Equipment, Rehabilitations-Technik, z. B. Unterstützungssysteme für Behinderte oder Patientinnen und Patienten mit temporärer Behinderung, etwa bei Bandscheiben- und Gelenksleiden, Orthopädiemechanik, Hörgeräteakustik und Weiterentwicklung zu sensorischen Prothesen für andere Organe (z. B. Augen), Sanitärtechnologie (z. B. das intelligente Klo, das in Zukunft Urin- bzw. Stuhlwerte analysiert), Gerontotechnik – technische Hilfen für ältere Menschen –, Haushalts- und Behindertentechnik, Wellnesstechnik. Aber auch durch die Produktion von gesunden und vollwertigen Nahrungsmitteln kann ein neues Geschäftsfeld für Bäcker, Metzger und andere Lebensmittelhandwerke erschlossen werden. Die Erfahrungen mit der BSE-Krise, die zunehmende Zahl der Nahrungsmittelallergiker oder der Menschen mit Milcheiweißunverträglichkeit zeigen deutlich, dass neue und ökologische Ernährungsformen und Produkte gebraucht werden.

Computer heute: Teleambulanzen zum Wohle des Patienten

Noch 1978 wusste kaum jemand, was ein Computer ist, auch nicht in der Medizin. Meine Disketten waren kuchentellergroße CD-ähnliche Gebilde, mehrere übereinander gestapelt mit einer Speicherkapazität von höchstens 1 bis 2 Megabits. Der überdimensionale Zentralrechner war in einem gekühlten Raum von 20 Quadratmetern untergebracht. Inzwischen gehört der PC im Alltag überall dazu. Damals war das noch nicht so, und ich wurde immer wieder mit dem Vorurteil konfrontiert, ich arbeite wissenschaftlich in einem Bereich, der „niemals Einzug in die Medizin halten würde". Insofern bin ich noch heute ein bisschen stolz darauf, dass ich einer der ersten war, der seine Doktorarbeit „Die Messung der Blutströmung mit Hilfe digitaler computergesteuerter Bildverarbeitung" mit dem Computer durchführen und auch am Computer schreiben konnte – sogar mit Randausgleich! Eine technische Revolution! Es dauerte dann noch mehrere Jahre, bis ich meinen ersten eigenen Computer zu Hause hatte, so lange brauchte die Entwicklung.

Die Bezeichnung Telemedizin ist ein Oberbegriff für die Nutzung der modernen EDV-Möglichkeiten für die Medizin. Sie umfasst eine Vielzahl unterschiedlicher medizinisch-technischer Bereiche: medizinische Online-Dienste zur Informationsvermittlung, Netzwerke (Teleradiologie, Telekardiologie, Telearchiv), Telecare (Teleambulanz, Expertenkonsultationen), Telemetrie (Fernüberwachung von Patienten), Telediagnose und Teleoperation sowie Telelernen und Telekongresse (vgl. S. 181 ff.).

1996 stellte ich im Rahmen eines kardiologischen Kongresses in Essen in Zusammenarbeit mit der Mayo-Clinic und der Essener Universitätskardiologie eine Teleambulanz vor. Dazu bauten wir eine Telekommunikationsstrecke zwischen zwei Standorten im Ruhrgebiet auf und konnten darstellen, wie einfach es ist, wenn ein Patient oder ein Facharztkollege mit einem anderen Arzt über Bildtelefon kommuniziert und rechtzeitig gerade erhobene Befunddaten wie EKG, radiologische Bilder oder Lungenfunktionstests bzw. Arztbriefe übermittelt werden. Nicht nur, dass Arztbesuche für den Patienten auf diese Art und Weise reduziert würden – der Patient, vor allen Dingen der Notfallpatient, könnte auch zu Hause mit dem behandelnden Arzt verbunden werden. Diese Form der Teleambulanz würde zu einer Entlastung der Praxen und auch zu einer Beruhigung von unsicheren Patienten oder Hilfebedürftigen führen.

Aber bis heute gibt es in Deutschland keine Teleambulanzen, obwohl alle technischen Voraussetzungen dazu vorhanden sind. Die Krankenkassen bezahlen diese Möglichkeiten nicht, der Gesetzgeber engagiert sich kaum. Dass es danach zu einer signifikanten Entlastung des Systems kommt, so weit wird meistens nicht gedacht. Also sind Länder wie Israel oder die skandinavischen Länder uns um Längen voraus. Sie haben nicht nur zufriedenere Patienten, sondern auch viele neue Arbeitsplätze und verkaufbare Produkte geschaffen.

Gerade erst habe ich von einem Patienten erfahren, dass dieser während seines Urlaubs starke Herzrhythmusstörungen bekam und von den Errungenschaften dieser Technologie gern profitiert hätte. Er hatte vor allen Dingen nachts Rhythmusstörungen, die ihn psychisch enorm belasteten. Gerne hätte er sein Herz telemedizinisch überwachen lassen und bei aufkommender Angst einen Spezialisten gesprochen, wie er mir erzählte. In Israel gibt es schon solche Möglichkeiten, seit Jahren ist hier die telemetrische EKG-Überwachung üblich. Der Risikopatient ist mit einer Herzklinik ständig verbunden und wird automatisch kontrolliert bzw. kann individuell in der Herzklinik anrufen und per Bildtelefon einen Arzt sprechen, sobald seine Rhythmusstörungen anfangen. Von hier bekommt er dann Hilfen: Entweder wird die entsprechende Medikation verordnet, die zu Hause bereit liegt, oder der Transport ins Krankenhaus wird organisiert. Als Betroffener kann man dadurch den Weg zum Arzt sparen, die Wartezimmer entlasten und sich trotzdem sicher fühlen. Man bleibt in der vertrauten Umgebung und bei den vertrauten Menschen zu Hause. In den skandinavischen Ländern wurden vor allen Dingen durch das schnelle Wachsen der Telekommunikationsgesellschaften schon früh verschiedene Formen von Teleambulanzen in den entlegensten Landstrichen geschaffen. Fernüberwachung ist dort üblich geworden.

Datensicherheit für Patienten

Damit der Patient Zutrauen und Akzeptanz für die medizinische Telematik entwickeln kann, ist die sichere Speicherung seiner Daten absolut notwendig. Neben dem Sicherheitsaspekt müssen Verfügbarkeit, Qualität und Korrektheit der Patientendaten gewährleistet werden; eine Kontrolle der Daten ist ebenso wichtig. Dadurch kann Telemedizin sich zu einem entscheidenden Instrument für eine engagierte und schonende Form der Patientenbetreuung entwickeln, vor allem dann, wenn der kranke Mensch seine medizinischen Daten (Bilder, Medikamente, Befunde, Untersuchungen) selbst kontrollieren kann. Wenn wir unsere Patienten ernst nehmen, müssen wir ihnen auch die Möglichkeit zur Kontrolle geben, am besten zusammen mit dem jeweiligen Hausarzt.

Alle Krankenhäuser, Kliniken, Praxen, Behörden und medizinischen Einrichtungen sollten rasch digital miteinander vernetzt werden. Denn solche Netzwerke bieten bei der Patientenbetreuung eine Fülle guter Möglichkeiten: Neben einer schnelleren Verfügbarkeit von Befunden, Bildern oder Briefen kann spezifisches Fachwissen in Sekunden von einem Ort zum anderen transportiert werden. Medizinische Kommunikation wird durch Vernetzung aller Beteiligten in neue Dimensionen vorstoßen.

Die neuen Kommunikationstechniken sind gerade für den Austausch von Bildern und Befunden wichtig. Werden radiologische oder kardiologische Daten für die Diagnostik gebraucht, kann man sie problemlos und schnell über das Netz oder auch Satellit an Krankenhäuser oder Praxen versenden, sofern der Patient damit einverstanden ist. Doppeluntersuchungen könnten auf diese Weise vermieden werden. Mehrfachverwaltung und -archivierung der Daten entfallen. Allein in Deutschland werden jährlich etwa 90 Mio. Arztbriefe geschrieben und 900 Mio. Medikamentenrezepte ausgestellt – man kann sich vorstellen, wie viele es europaweit sind! Diesen bürokratischen Aufwand könnten wir mit Hilfe der modernen Kommunikationsmittel begrenzen und erhebliche Kosten sparen.

Es gibt allerdings auch Risiken der Telemedizin: Eine falsche Information ist durch das Internet sekundenschnell verbreitet. Es besteht die Gefahr, dass sich Kompetenzen aus finanziellen Interessen auf eine sehr begrenzte „Netzelite" beschränken. Unzureichende Qualitätskontrollen und ausschließlich kommerzielle Interessen schaffen günstige Ausgangsbedingungen für „Scheinexperten". Entpersonalisierung, Ideologisierung und politische Kontrolle über die Medizin könnten begünstigt werden.

Medizinische Daten sind heikle Daten. Um sie einerseits kontrollieren, andererseits aber innovativ halten zu können, sollten unabhängige Gremien und Schiedsstellen geschaffen werden. Eine wirksame Kontrolle der Daten liegt sowohl im Interesse des Patienten als auch der Leistungsträger. Kontrollorgane sind immer so gut wie die Kompetenzen, die man ihnen einräumt. Deshalb ist es notwendig, dass Politik und Justiz diesen Prozess unterstützen und dabei von Fachverbänden, Krankenkassen, Ärzten und Patienten tatkräftig begleitet werden.

Innovation und Forschung sichern die Zukunft

Wir brauchen auch in Zukunft eine umfassende Grundlagenforschung, gerade in der Medizin. Es ist fatal, dass die Bedeutung für die Erkennung und Heilung von Erkrankungen gerade durch Pharmazeutika und High-Tech kaum wahrgenommen wird. Mit dem Einsatz von Aufwendungen in Milliardenhöhe konnten Kindbettfieber, Pest und Pocken, Syphilis und andere Erkrankungen fast vollständig ausgerottet werden. Modernste Therapeutika helfen, Demenz aufzuhalten oder starke psychische Erkrankungen zu behandeln. Wollen wir die zunehmenden Umwelterkrankungen oder auch Viruserkrankungen wie Aids und Hepatitis oder neue Bedrohungen wie SARS ausrotten, brauchen wir das Engagement der Pharmaforschung, und dieses kostet sehr viel Geld. Wenn die Politik auch in der Forschung nicht nach den Inhalten fragt oder nur unter Kostenaspekten die Forschungsausgaben reduziert, wird Europa bald viele pharmazeutische und medizintechnische Firmen und damit auch hochkarätige Arbeitsplätze verlieren.

Vergleicht man die Ausgabenpolitik mit Amerika, so muss Europa viel tun. Ein Beispiel: Für die Biotechnologieforschung wurde in Amerika ein Zusammenschluss von fünf Universitätsstandorten gebildet mit einer Förderung von 10 Mrd. Dollar. Im Vergleich dazu wurden im gleichen Zeitraum in Deutschland 500 Mio. Euro investiert, und jede Universität forscht für sich allein. So kann man natürlich keine kritische Masse erzeugen und vor allen Dingen keine wesentlichen Neuerungen in der Medizin realisieren, geschweige denn Arbeitsplätze und neue Märkte schaffen.

Nehmen wir das Beispiel Endoskopie: Ein heute 4- bis 5-Mrd.-Dollar-Markt international, der zu 80 Prozent von einer einzigen japanischen Firma dominiert wird. Denn obwohl die Endoskopie in Deutschland erfunden wurde, wurde sie von begeisterten und faszinierten Japanern nach Japan exportiert, dort weiterentwickelt, und viele Jahre später haben wir unsere eigene Technologie wieder reimportiert. Hierdurch entstand ein massiver Know-how-Verlust an den Universitäten, aber auch Schaden für die Wirtschaft (Arbeitsplätze, Produktion, neue Märkte, Gewinne).

Wovon sollen Wissenschaft und Innovation in Zukunft finanziert werden? Hierauf sollte die Politik eine Antwort geben. Wenn zusätzlich die Einnahmensituation für Medikamente und Medizingeräte für die Industrie aufgrund falscher Politik schlechter wird, gibt es auch kein Investment von dort. Es sollte bald eine europäische Antwort und Offensive geben, damit wir uns als Kontinent gegen die drohende Übermacht Amerikas, Japans und auch zunehmend der „Tigerstaaten" Asiens wie China und Südkorea behaupten können.

Forschungsförderung und Venture Capital

In Europa gibt es Unmengen von wissenschaftlichen Einrichtungen. Eine besonders hohe Verdichtung von universitären und medizinischen Einrichtungen findet sich in einer der bevölkerungsreichsten Zonen Europas, in Nordrhein-Westfalen. Die hier schlummernden Potenziale möchte ich beispielhaft verdeutlichen. Zwischen Rhein und Ruhr finden sich neun Universitäten (darunter die sechs größten in Deutschland), sechs Gesamthochschulen, vierzehn Fachhochschulen, acht Spezialhochschulen, acht medizinische Fakultäten, drei Großforschungseinrichtungen, zehn Max-Planck-Forschungseinrichtungen, sechs Institute der Fraunhofer-Gesellschaft, fünfzehn sonstige Forschungsinstitute und fast 70 Technologiezentren. Eine wesentliche Sparte dieser Forschungslandschaft ist der Health-Care-Bereich. Er verfügt über eine Vielzahl von biologischen, medizinischen und pharmakologischen Instituten und zehn medizinischen Sonderforschungsbereichen. Allein sieben Universitäts- und Großkliniken konzentrieren sich in der Region. Man könnte viel schneller zu marktreifen Produkten kommen, wenn dieses geballte Potenzial in verstärkte Aktivitäten beim Technologietransfer von den Universitäten zu den einzelnen Firmen einmünden würde und vor allen Dingen mit den Aktivitäten anderer Einrichtungen in Europa gebündelt würde.

Ausgründungen und Spin-offs, also neue Unternehmen, die sich aus Universitäten oder Forschungsinstitutionen herausbilden, sowie Patentanmeldungen sollten durch flexible und unbürokratische Maßnahmen von staatlicher Stelle gefördert, bürokratische Hemmnisse abgebaut werden. Neue Formen der Forschungsförderung sollten rasch geschaffen werden. In Bereichen, wo kurzfristige Erkenntnisse zur effektiven und effizienten Behandlung von Volkskrankheiten zu erwarten sind, sollten auch finanzielle Mittel im größerem Umfang fließen. Da die ganzheitliche Medizin im Vordergrund steht, muss sich auch die Forschung in diese Richtung bewegen.

Wenn Technologietransfers erfolgreich verlaufen sollen, sollten andererseits die finanziellen Rahmenbedingungen stimmen. Durch gezielte finanzielle Anreize und Veranstaltungen zum Know-how-Transfer könnten auch mehr private Investoren dafür gewonnen werden, sich an medizinischen Projekten zu beteiligen.

Ich möchte nur an einige Erfolgsgeschichten wie den Herzkatheter, die Ballondilatation und die Endoskopie erinnern: Bei all diesen Entwicklungen „made in Germany" wurden die Ergebnisse der Forschung später in den USA oder Japan erfolgreich vermarktet, während die Forscher im eigenen Land häufig nicht ernst genug genommen bzw. diskreditiert wurden. Markantestes Beispiel in diesem Zusammenhang sind die Erfahrungen des Nobelpreisträgers Werner Forßmann, des Erfinders des Herzkatheters. Gegen die Verbote seines damaligen Chefs, des berühmten Chirurgen Professor Ferdinand Sauerbruch, machte er im Jahr 1929 den ersten von neun Selbstversuchen einer Herzkatheterisierung, wobei er sich vor dem Röntgenschirm eine Sonde über den Arm bis ins Herz führte. So entstand die Idee, Herzkranzgefäße sichtbar zu machen. Viele seiner damaligen Kollegen verspotteten Forßmann nach dem Motto „Man schiebt sich keine Fahrradspeichen ins Herz". Ferdinand Sauerbruch selbst kommentierte das Habilitationsansinnen von Forßmann wie folgt: „Mit einem derart lächerlichen Kunststück habilitiert man sich vielleicht in einem Zirkus, aber nicht an einer ordentlichen deutschen Klinik." Im Jahre 1956, als der Herzkatheter schon in vielen Ländern eingesetzt wurde, erhielt Forßmann, damals Chefarzt in Bad Kreuznach, zusammen mit den beiden Amerikanern André F. Cournand und Dickinson W. Richards, den Nobelpreis für Medizin.

Auch Professor Grüntzig, der Erfinder des Ballonkatheters, verließ Deutschland wegen des heftigen Widerstands von Seiten der Ärzte. Die Ballonkatheterisierung wurde in den USA und in der Schweiz eingeführt. Vor kurzem erst ging die letzte europäische Firma, die Ballonkatheter in der Schweiz herstellte, in amerikanische Hände über. Dieser Verlust wurde hierzulande kaum registriert, obwohl auf dem Kathetermarkt viele Milliarden Dollar Umsatz erzielt werden. Mittlerweile sind fast die Hälfte aller Medizin-Firmen in Europa in amerikanischer Hand. Gerade der amerikanische Markt für Medizinprodukte europäischer Unternehmen ist hochinteressant; 50 Prozent des weltweiten Absatzmarktes liegen dort. Hier müsste Europa sofort initiativ werden.

Auch europäische Spezialisten werden kontinuierlich abgeworben, weil man ihnen in den USA sehr gute Arbeitsbedingungen bietet. Das europäische Know-how wird international geschätzt und anerkannt, doch im eigenen Land fehlt es an Beachtung und gezielter Förderung. Damit unser Wissen und Können schnell in marktfähige Produkte umgesetzt werden kann, braucht es risikofreudige Entscheidungen und das leidenschaftliche Engagement von Politikern und der Industrie.

Europäisches Zentrum für Gesundheit

Es ist für uns alle (Ärzte, Ingenieure, Wissenschaftler usw.) schwierig, sich einen Überblick über die einzelnen technologischen Projekte zu verschaffen. Dringend notwendig wäre deshalb eine konsequente Vernetzung aller medizinischen Einrichtungen und Fakultäten mit angrenzenden Technik-Institutionen und Firmen der Biomedizintechnik. Wir brauchen dazu eine übergeordnete Institution. Hier könnten technologische Know-how-Träger und interdisziplinäre Netzwerke von Medizinern, Ingenieuren und anderen Experten strukturiert und effektiv zusammenarbeiten. Diese Struktur brächte zwei Vorteile: Konzentration der Kräfte und die Vermeidung teurer Doppelentwicklungen. Besonders innovative Vorhaben wären durch eine zentrale Steuerung schneller voranzutreiben.

In diesem Zusammenhang werden auch virtuelle Lehrstühle, Institute und Netzwerke gebraucht. Dies bedeutet einen Verbund von institutionsübergreifenden Einrichtungen: „Die besten Teams mit den besten Institutionen".

Die Bereiche Gesundheit und Wirtschaft sollten konsequent als „Gesundheitswirtschaft *Med. in Germany*" oder „*Med. in Europe*" zusammengedacht werden: Medizinische Versorgung also zusammen mit den assoziierten Branchen, von der Medizintechnik über Ernährung und Gesundheitstourismus hin bis zu Sport, Fitness und Wellness. Zur besseren und schnellen Nutzung der Potenziale, die in der Gesundheitswirtschaft liegen, sollte darüber hinaus eine zentrale Institution aufgebaut werden, in welcher die europäischen Projekte dann koordiniert werden und die auch als Informationszentrale für Patienten, Ärzte und Wissenschaftler dienen könnte. Ein zentrales „Europäisches Zentrum für Gesundheit" oder „European Center of Health" – in Analogie zum National Institute of Health in Washington – wird als zentrale mehrsprachige Informationsquelle für Patienten, Ärzte, Universitäten, Forschergruppen usw. gebraucht: Literatur-Datenbank, Beratungsstellen, Diagnose- und Therapieleitlinien, Standards zu den Therapien der einzelnen Erkrankungen, Informationen über die neueste wissenschaftliche Literatur und über Zentren, Ärzte, wissenschaftliche Projekte, den Stand der Forschung und Entwicklung von High-Tech bis Naturheilkunde. Gleichzeitig könnte es die medizinische Forschungs- und Entwicklungsarbeit in Europa koordinieren und selbst Forschungslaboratorien oder medizinische Versorgung vorhalten sowie Forschungsetats bereitstellen.

Als Bindeglied zwischen Wissenschaft, Industrie, Technologiezentren, Krankenkassen und Politik sollten auch nationale Zentren für Gesundheit möglichst an einem Technologiezentrum mit Universitätsanbindung angesiedelt werden. Ihre Aufgabenstellung hieße, die Koordinierung der medizinischen und medizintechnischen bzw. biomedizinischen Projekte in Wissenschaft und Entwicklung zu übernehmen. Auch die Beratung von öffentlichen und nicht-öffentlichen Einrichtungen sowie die Erstellung von Gutachten für Medizin und biomedizinische Technik wäre ein wesentlicher Arbeitsbereich einer solchen Institution.

Entscheidend für den schnellen Erfolg eines „Europäischen Zentrums für Gesundheit" mit ihren nationalen Töchtern wäre allerdings eine unabhängige wissenschaftliche Struktur dieser Institution ohne Lobbyisten in den Gremien und eine straffe unternehmerische Leitung ohne aufgeblähten Verwaltungsapparat.

Neue Formen der Gesundheits-Versicherung

Vor einigen Jahren habe ich schon Vorschläge gemacht, vom ADAC zu lernen, also ein Versicherungssystem zu entwickeln mit einer Palette von Angeboten, wie man sie beim ADAC bekommt. Da das Auto „des Deutschen liebstes Kind" ist, habe ich diese Analogie gewählt. Damit dies nicht missverstanden wird: Es geht mir um ein Modell, bei dem sich Patienten aus einer Fülle unterschiedlichster Service-Angebote, die so momentan noch nicht existieren, Leistungen auswählen können, die sie entweder umsonst oder gegen eine kleine Zuzahlung bekommen oder für die sie sich zusätzlich versichern können.

Beim ADAC – wie natürlich auch bei den anderen Autofahrerverbänden – gibt es Pakete zur Pannenhilfe, Routenplanung, Schneekettenservice, Zusatzversicherungen für Diebstahl usw. Krankenkassen können davon lernen und neben der allgemeinen Grundversicherung Wahlleistungspakete anbieten. Wer sich auch für Gesundheit mit Wellnessbehandlungen oder Spezialkuren versichern möchte, sollte hierzu die Möglichkeit erhalten. Wer sich beispielsweise für eine Chefarztbehandlung mit Ein- oder Zweibettzimmer bzw. für ambulante Chefarzt- oder privatärztliche Behandlung zusatzversichern will, könnte dies als Paket einkaufen, genauso wie innovative Leistungen wie z. B. einen „Herz-Check" mit der Elektronenstrahltomographie. Innovationen bleiben so lange im Zusatzversicherungskatalog, bis sie wissenschaftlich anerkannt sind – also fünf bis zehn Jahre. Dann werden diese innovativen Leistungen in den allgemeinen Leistungskatalog übernommen, und wiederum neue Verfahren werden zusatzversichert.

Jeder könnte individuell wählen. Wir würden dann entscheiden, ob wir uns voll versichern wollen oder ob wir wie bei einer Teilkaskoversicherung beispielsweise mit 500 oder 5000 Euro pro Jahr selbst an unseren Arztkosten beteiligt sein wollen. Zu prüfen wäre in diesem Kontext, ob nicht der Arbeitgeberanteil der Krankenversicherung in Deutschland ausgezahlt werden könnte, damit jeder selbst entscheidet. Wir sind längst mündig dazu!

High-Care – das Gesundheitssystem der Zukunft

Liebevolle Medizin braucht hohe Qualität und Versorgungstiefe. Zur Umwandlung des Systems brauchen wir Mut. Solidarität wird vor allen Dingen dort benötigt, wo Veränderungen notwendig sind. Hierbei helfen die Gesunden den Kranken, die Jungen stehen für die Alten ein und die Finanzkräftigeren engagieren sich auch für die sozial Schwächeren.

Man hört oft, dass Fürsorge im Sinne von High-Care – also einer fürsorglichen und liebevollen Medizin auf hohem medizinischen Niveau – nicht mit Wirtschaftlichkeit und dem Einsatz von High-Tech vereinbar ist. Diese Analyse ist falsch. High-Care und High-Tech können sehr wohl erfolgreich harmonieren, vor allen Dingen, wenn die interdisziplinäre Versorgung in organspezifischen High-Care-Zentren als neue Säule eines zukünftigen Gesundheitssystem aufgenommen würde.

Das Gesundheitssystem der Zukunft wird sich mehr selbst steuern. Es müssen Anreize geschaffen werden sowohl für nachhaltigeres Handeln als auch für Qualität und kostenbewusstes Verhalten.

Kartellartige, monopolistische und veraltete Strukturen im heutigen System aufzubrechen, würde meiner Überzeugung nach Produktivitätsreserven in Milliardenhöhe freisetzen. Dieses Ergebnis würde nachhaltig optimiert, wenn Krankenkassen fusionieren könnten, um Verwaltungsaufgaben zu bündeln. Fusionsmöglichkeiten für Arztpraxen und die Möglichkeit, an mehreren Standorten als Arzt tätig sein zu können wie dies Rechtsanwälten erlaubt ist, halte ich ebenso für überfällig. Auch die Liberalisierung der Werbefreiheit für Ärzte, Krankenhäuser und Krankenkassen wäre in diesem Konzept notwendig.

Auch die Chance, dass Ärzte direkt mit den Krankenkassen Verträge abschließen können, würde vermutlich nicht nur die medizinische Leistungstiefe verbessern, sondern beinhaltet auch ein hohes Maß an Einsparpotenzial. Dies fände ich sehr begrüßenswert, ebenfalls die Einführung von Patientenquittungen zur Transparenz sowie die freie Arzt- und Chefarztwahl.

Weitere Refinanzierungsmöglichkeiten eines zukünftigen Gesundheitssystems sehe ich in den Zusatzversicherungen, sind beispielsweise die Selbstbeteiligungen vom Patienten beim Arzt und in Krankenhäusern, wäre eine *Gesundheitssteuer* (sie sollte wirklich so benannt werden) auf krankmachende Genussmittel, aber dies nur in Verbindung mit groß angelegter Aufklärung und den entsprechenden Vorsorge- und Behandlungsmöglichkeiten. Es muss gesichert sein, dass diese Einkünfte direkt dem Gesundheitssystem zur Verfügung stehen. Auch Refinanzierungen direkt aus den assoziierten Branchen des Gesundheitswesens durch Lizenzen oder Verkauf von Firmenanteilen, Vertrieb von Medizinprodukten usw. wäre ein vernünftiger Schritt. Das erhöht unsere Prosperität, schafft Qualität in der medizinischen Versorgung und Arbeitsplätze. Hierzu gehört ebenfalls die Ausgliederung von versicherungsfremden Leistungen, wie ich dies schon vor vielen Jahren gefordert habe, und sinnvollerweise auch der Verzicht von einigen militärischen Neuanschaffungen zugunsten von Investitionen in die Medizin. Vorbild Europa: Gesundheit aufrüsten – High-Care statt Managed-Care.

Alle Maßnahmen zur Optimierung des Gesundheitswesens sollten also in einem Zusammenhang stehen. Ein schlechtes Beispiel ist jedoch die Erhöhung der Tabaksteuer, wie sie in Deutschland durchgeführt wird: Prävention und Aufklärungskampagnen sind offenbar damit nicht verbunden. Ebenso scheint ein Konzept zu fehlen, mit dem man Jugendliche erreichen würde: Besonders die Zahl jugendlicher Raucher (vor allem von Mädchen) nimmt zu. Außerdem fehlt ein wirksamer Maßnahmenkatalog zur Bekämpfung des aggressiven Schwarzmarktes für Zigaretten.

Das Gesundheitswesen wandelt sich zu einer Dienstleistungsbranche, und deshalb fordert der mündige Patient bzw. Gesundheitskunde eine viel höhere Serviceleistung. Diese beinhaltet echte Information, freundliche Zuwendung wie in einem Hotel, hohe Qualität der Medizin für alle Lebenslagen und ständige Innovation. Unsere Gesellschaft hat einen hohen Anspruch an Dienstleistung, gerade auch in der Medizin. Aber wenige wollen diese Dienstleistung wirklich erbringen. Viele sind sich zu schade dafür, obwohl die Arbeit mit und am Menschen eine wunderschöne Arbeit ist. Ein wirkliches Dilemma, und so sind wir möglicherweise schon wieder auf „Gastarbeiter" aus Polen, aus Asien usw. angewiesen, die diese Aufgabe mit Begeisterung, hoher Qualifikation und bewundernswerter Fürsorge angehen.

Es geht auch darum, den Weiterbildungsbereich für Mediziner zu optimieren und ein Punktesystem nach dem Vorbild der USA einzuführen. Hierbei würden Fort- und Ausbildungseinheiten (auch auf Kongressen) mit einem Punktesystem versehen. Diese sollten nach einem von den Ärztekammern festgelegten Schlüssel in einem bestimmten Zeitraum erworben werden. Zudem sollten Weiterbildungsmöglichkeiten für Allgemeinmediziner angeboten werden, die als einzige ärztliche Fortbildung durch das Gesundheitssystem selbst finanziert werden sollte. Absolut notwendig ist eine kontinuierliche Weiterbildung, die in Zusammenarbeit mit den Ärztekammern entwickelt und durchgeführt werden sollte, auch für Entscheider im Gesundheitsbereich (Krankenkassen, Politik). Die Qualitätssicherung sollte ebenfalls über ein Punktesystem erfolgen.

In der Prävention und Aufklärung könnten viele neue Konzepte von gestärkten Gesundheitsämtern entwickelt und realisiert werden; auch hierdurch würden die Kassenetats erheblich entlastet. Vorbild sind hierbei für mich die erfolgreichen Programme zur Kariesprophylaxe in den Schulen.

Der Staat sollte sich, so glaube ich, verabschieden von der zentralen Steuerung eines sich dynamisch fortentwickelnden Gesundheitsmarktes.

Die Regierungen der europäischen Länder sind aufgefordert, die wechselseitige Behandlung von Patienten europaweit zu fördern. Der Gesundheitskunde der Zukunft bzw. Gesundheitstourist wird sich selbst informieren, wo er die besten Leistungen bekommt und dahin reisen, wo er meint, richtig versorgt zu werden.

Kapitel 6
Wir alle leben in *einer* Welt

Alt werden wollen wir alle

Wissenschaft und Forschung gestalten die Zukunft in einem enormen Tempo. Das Engagement von Wissenschaftlern und Forschern darf aber die „Menschenverträglichkeit" ihres Handelns nicht aus dem Blick verlieren.

Hier stehen uns entscheidende Herausforderungen bevor, die sich alle um die Frage ranken: Was ist der Mensch? Was ist unser Menschenbild als Grundlage unseres medizinischen Handelns? Wir brauchen einen ganz entschiedenen Standpunkt, sonst werden wir in Fragen der Bio- und Gentechnologie, des Klonens bis hin zur Sterbehilfe diffus bleiben.

Begriffe wie „alternde Gesellschaft" oder „Alterspyramide" führen fast durchwegs zu negativen Assoziationen, und es mehren sich bereits Stimmen, die fordern, ab einem festgelegten Alter bestimmte Behandlungen nicht mehr durchzuführen. In einer Gesellschaft, in der es im Wesentlichen um Kosteneinsparung und statistische Fakten geht, besteht die Gefahr, dass lange Zeit gültige kulturelle Werte über Bord geworfen werden.

Über Jahrhunderte und Jahrtausende hinweg waren alte Menschen hoch geachtet. Unter anderem auch deshalb, weil es früher eine Besonderheit war, ein hohes Alter zu erreichen. Aber auch, weil Alter mit Wissen, Weisheit und Gelassenheit in Verbindung gebracht wurde. Heute, wo dies aufgrund des wissenschaftlichen, sozialen und medizinischen Fortschritts für viele möglich geworden ist – in den westlichen Industrienationen liegt die durchschnittliche Lebenserwartung bei über 75 Jahren –, haben wir uns schon fast daran gewöhnt. Doch es gibt alte Zwanzigjährige und junge Neunzigjährige.

Natürlich bringt das Alter andere Bedingungen und Situationen mit sich als die Jugend. Aber all dies gehört zum Kreislauf des Lebens. Es kann nicht angehen, dass sich ein kühler ökonomischer Blick auf Kranke oder alte kranke Menschen durchsetzt, bei dem mitschwingt: Eigentlich sind sie alt, eigentlich sind sie – spätestens nach dem Ausscheiden aus dem Arbeitsprozess – zu teuer, und: Könnten wir das Geld nicht sparen ...

Jenseits aller wirtschaftlichen Überlegungen zur Optimierung unseres Gesundheitssystems stellt Lebensqualität sowohl für den einzelnen Menschen als auch für die Gesellschaft das höchste Gut dar. In gleicher Weise gilt dies für die medizinischen Leistungen und Ausgaben für Menschen in hohem Lebensalter.

Wer wird schon gerne 90? – Die 89-Jährigen!

Vor vielen Jahren machte ich mit meiner Frau und Freunden Urlaub in Norwegen. Wir fuhren quer durch dieses wunderschöne Land mit den unendlich tiefen Wäldern und vielen Flüssen und Meeresarmen bis zu einem entlegenen Fjord. Hier verbrachten wir unsere Urlaubstage in einer Berghütte an einem kleinen See. Der Bauer, der die Hütte vermietet hatte, zeigte uns, wie man mit Netzen Fische fängt. Er sprach Englisch, und so konnten wir viele Gespräche über das Land und die Menschen mit ihrer Kultur und Geschichte führen. Unter anderem erzählte er uns von den Wikingern, die dort gelebt hatten und von hier über den Atlantik zu Entdeckungsreisen nach Amerika aufgebrochen waren. Die Boote bzw. kleinen Schiffe, die hierfür gebraucht wurden, wurden mitten in den Wäldern gebaut. Sie werden immer noch nachgebaut. Das faszinierte uns sehr. Ich selbst war daran besonders interessiert, da ich in meiner Jugend fast jeden Urlaub in der Bretagne in Frankreich gesegelt hatte.

Tief in den Wäldern Norwegens, ca. 50 km vom Meer entfernt, fanden wir dann die Stelle, an der die historischen Wikingerboote gebaut wurden. Ich erinnere mich noch sehr genau an dieses Erlebnis, da es mich als jungen Arzt sehr nachdenklich machte und mir für meinen Beruf und auch für mein eigenes Leben viel gegeben hat.

Es war nicht das Nachbauen des Bootes, das mich so tief beeindruckte, sondern der Mensch, dem ich hier begegnete. Es war ein grauhaariger älterer Mann, der mit viel Lebenslust und Energie an einem Boot zimmerte. Kräftig gebaut, athletisch und geschmeidig in seinen Bewegungen schwang er den Hammer und arbeitete mit dem Meißel in der anderen Hand. Stück für Stück wurde die Oberfläche eines riesigen Holzstamms, der schon Schiffsform angenommen hatte, in unermüdlicher Handarbeit bearbeitet. Der Mann erzählte uns ausführlich von der Kultur der Wikinger und deren Aufbruch aus den Wäldern Norwegens. Ich war tief bewegt durch seine Erzählungen, weil er so anschaulich über diese alten Zeiten berichtete und dabei auch sein eigenes Leben einbezog.

Dieser Hüne von Mensch war begeistert von seiner täglichen Arbeit und fühlte sich als Bindeglied zwischen der Vergangenheit und der Gegenwart. Er war stolz auf diese Arbeit, und sein ganzer Körper, seine Gesten sowie das Leuchten in seinen Augen sprachen für sich! Er wirkte sehr jugendlich, in Kraft und Ausdruck wie einer von uns. Wir hatten alle das Gefühl, ihn schon seit langem zu kennen, und luden ihn ein, mit uns kommen, weil wir noch so viel von ihm lernen wollten – auch und vor allen Dingen über das Leben.

Vom Aussehen schätzte ich diesen Mann auf 50 bis 60 Jahre. Aber er war 92 Jahre alt – und doch so jung! Ich war ergriffen von dieser Verbindung von Weisheit und Kraft. Er erzählte mir, dass er seit seiner Jugend diese Arbeit in den Wäldern verrichtete und sie ihm immer viel Freude machte. Seit seiner Jugend würde jedes Boot schöner und größer, der Transport würde immer schneller. Außerdem würden die Ruhe der Wälder, die Andacht beim Ausüben seines Handwerks und Gespräche wie mit uns ihn sehr erfüllen. Das Geheimnis seiner Jugend waren Arbeit, wachsendes Wissen und zunehmende Gelassenheit den unwichtigen Dingen des Lebens gegenüber. Es ist wunderbar, in hohem Alter so kraftvoll und präsent zu sein. Natürlich ist dies nicht nur durch eigene Aktivität zu erreichen, sondern auch eine Gnade und ein großes Geschenk.

Alzheimer und andere psychische Erkrankungen im Alter

Vor kurzem machte ich einen Hausbesuch bei einem Patienten. Er war über 80 Jahre alt und seit Monaten nicht mehr in der Lage, außer Haus zu gehen. Seine Frau war sehr besorgt über den zunehmenden Verwirrtheitszustand ihres Mannes, der auch bettlägerig wurde. Das Gehen war sehr unsicher und nur mit Unterstützung an beiden Seiten möglich, der Gang sehr tippelig. Wenn man ihm helfen wollte oder länger auf ihn einsprach, wurde er aggressiv und schlug um sich.

Ich war erschrocken, denn ich kannte ihn seit vielen Jahren als einen lebenslustigen, tatkräftigen Mann, der trotz zunehmender körperlicher Gebrechen und Schmerzen immer einen relativ fröhlichen Eindruck machte. Ich habe viele anregende und nachdenkliche Gespräche mit ihm führen können.

Aber in welch desolatem Zustand war er jetzt! Er erkannte mich nicht mehr, fühlte sich verfolgt und erzählte konfuse Geschichten. Als seine Frau auftauchte, reagierte er erregt und aggressiv, fast tobsuchtsartig. Seine Frau war mit der gesamten Situation überfordert und fing an zu weinen. Unter Tränen teilte sie mir mit, dass ihr Mann sie häufig nicht erkennen würde.

Dies ist kein Einzelfall. Demenzerkrankungen, Alzheimer, Schlaganfälle und andere alterspsychologische Erkrankungen nehmen zu, ohne dass wir in unseren Familien, aber auch in den medizinischen Strukturen darauf vorbereitet sind. Auch Ärzte, Krankenschwestern und andere medizinische Berufe sind nicht wirklich auf dieses spezielle Krankheitsbild eingestellt. Die auseinanderbrechenden Familienstrukturen in unseren Gesellschaften bilden ein zusätzliches Problem. Viele alte Menschen leben isoliert als Single allein zu Hause. Nicht nur unter jungen Erwachsenen wächst die Zahl der Singles, sondern es gibt auch noch eine zweite zunehmende Singlegruppe, nämlich die Alten.

Der erwähnte Patient litt unter einer extrem schnell fortschreitenden Alzheimererkrankung. Ich hatte ihn noch vor vier Monaten erlebt und da schon gemerkt, dass er ein bisschen langsamer redete und dass sich parkinsonähnliche Symptome mit leichter schüttelnder Hand und maskenartiger Gesichtsmimik entwickelten. Den tippelnden Gang hatte ich damit in Zusammenhang gebracht, die Verlangsamung als Alterserscheinung abgetan. Ich riet ihm damals, er müsse mehr Flüssigkeit zu sich nehmen, da alte Menschen in der Regel viel zu wenig trinken. Die Ehefrau berichtete, dass ihr Mann zunächst zur Einstellung des Parkinson auf einer Inneren Abteilung war, dann nach Hause entlassen wurde und dort äußerst aggressiv gewesen sei. Aber er war auch eine Bedrohung für sich selbst. So setzte er sich auf einmal mitten auf die Straße, schlug wild um sich und rief um Hilfe, da er sich bedroht fühlte, und war kaum wegzutransportieren. Daraufhin wurde er mehrere Monate in einer Alterspsychiatrie behandelt, und die Familie war begeistert von der hochengagierten, kompetenten und liebevollen Betreuung. Jetzt allerdings war sie überfordert, genauso überfordert wie unser gesamtes Gesundheits- und Sozialsystem. Es gibt kaum ambulante gerontopsychiatrisch ausgebildete Krankenschwestern und Pfleger. Auch die Altenheime sind auf diese Art von Erkrankung nicht vorbereitet, und es gibt viel zu wenige Plätze in den Spezialabteilungen der Krankenhäuser. Gerontopsychiatrische Patienten mit Alzheimer oder anderen Demenzerkrankungen bzw. Verwirrtheitszuständen landen meistens auf Inneren Abteilungen, wo die Beschäftigten vielfach mit der Situation nicht klarkommen können. Das liegt an der zur Zeit dramatischen Personalmangelsituation in den Krankenhäusern, genauso wie an der nicht vorhandenen gerontopsychiatrischen Ausbildung. So wird diese Art von Patienten häufig unverzüglich und konsequent mit Psychopharmaka ruhig gestellt.

Wir brauchen integrierte Strukturen, aufgeklärte Familien, gerontopsychiatrische Pflegedienste, viele gerontologische und gerontopsychiatrische Abteilungen in den Krankenhäusern und Altersheimen. In diesem Zusammenhang ergibt sich auch die Möglichkeit, ein Krankenhaus umzustrukturieren, vor allen Dingen dort, wo Abteilungen geschlossen werden müssen. Mit großer Dankbarkeit würden Betroffene, Familien und deren Angehörige ein solches Netzwerk von stationärer, ambulanter und Altenheimversorgung direkt beim Krankenhaus aufnehmen. Auch würden auf diese Art und Weise technische Probleme beim Übergang vom Krankenhaus in die Familien oder Altersheime unmittelbar gelöst. Zum Beispiel war bei meinem Hausbesuch der Rollstuhl noch nicht angekommen, obwohl der Patient mittlerweile schon zehn Tage zu Hause war. Es wurden falsche Anschlüsse für die Sondenkost geliefert, und einzelne Medikamente waren noch nicht vorhanden. So etwas erfährt man leider ständig, auch bei anderen Erkrankungen, wenn Menschen aus dem Krankenhaus entlassen werden.

High-Tech-Medizin im Alter

Auch im Alter macht der gezielte Einsatz von High-Tech-Medizin Sinn. Hier sind insbesondere nicht-invasive Verfahren oder sanfte Verfahren wie die Mikromedizin hervorzuheben, die schonend und effektiv sind – zur Diagnostik, zur Behandlung sowie zur Nachsorge und Rehabilitation. Zum Teil ist es möglich, Menschen durch geringen Aufwand zu untersuchen (ohne Katheter die Gefäße usw. zu untersuchen) oder zu behandeln, z. B. durch Mikro-Therapie von Gelenks- oder Wirbelsäulenschmerzen und ihnen zu mehr Lebensqualität im Alter zu verhelfen. Aber auch eine Hüftprothese für einen 80-jährigen Menschen muss zukünftig möglich sein. Eine Altersbegrenzung für medizinische Leistungen wie in England halte ich für unmoralisch und lehne sie ab. Im November 2002 dokumentierte das Max-Planck-Institut in Rostock, dass die altersabhängigen Therapiekosten drastisch unter denen der Menschen lagen, die das Rentenalter noch nicht erreicht haben. Dies würde ermutigen, wenn sicher auszuschließen wäre, dass wir nicht schon jetzt eine nicht ausgesprochene Rationierung von medizinischen Leistungen im Alter haben.

Natürlich ist es auch für alte Menschen wichtig, Schmerzen und Beeinträchtigungen akzeptieren zu lernen. Auf der anderen Seite sollten diese im Sinne einer guten Lebensqualität auch im Alter auf ein erträgliches Maß reduziert werden, was heute mit einfachen Mitteln möglich ist. Dabei könnte der Hausarzt eine wichtige Rolle spielen, genauso wie bei der Hilfe zur Selbsthilfe, auch für Angehörige, und bei der Vorbeugung vor Isolation im Alter. Dies sind wesentliche Aufgaben und Herausforderungen für fortschrittliche zukünftige Gesundheitssysteme.

Solange ein Mensch nur nach seiner Arbeitsleistung im Beruf und seiner Funktion betrachtet wird, ist natürlich derjenige nutzlos, der außerhalb steht – sei er krank, behindert oder alt. Diese Reduktion ebnet jedoch einem zynischen Menschenbild den Weg – man denke nur an das Wort vom „unwerten Leben". Insofern warne ich auch vor einer Entsolidarisierung mit den Alten und Kranken in unserer Gesellschaft. Wir sollten immer daran denken, dass auch wir alt und krank werden können.

Nicht „dem Leben Jahre geben, sondern den Jahren Leben geben" ist daher meine Philosophie. Das eigentliche Problem liegt nicht darin, alt zu werden. Es geht darum, die Jahre mit Inhalt zu füllen, sich zu freuen an dem, was man tut, und sich damit zu identifizieren. Es gilt, die eigene Individualität zu stärken und sie einzubringen in die soziale Gemeinschaft der Familie, der Freunde, der nationalen Gesellschaft und sogar der Weltgemeinschaft. Das ist Kultur: Wissen und Bewusstsein

von der eigenen und sozialen Identität, eingebunden in den geschicht-
lichen Rahmen und das selbstbewusste eigene Handeln. Tanz, Theater,
Musik, aber auch traditionelle Feste und Zeremonien sind Ausdrucks-
mittel einer Kultur.

Für die kulturelle Identität, die kulturelle Weiterentwicklung, die
Evolution des Lebens an sich brauchen wir Menschen, die Jüngeren das
nicht in Büchern niedergelegte Wissen über das Leben, Lebensformen,
berufliche Techniken, historische Zusammenhänge, Religionen und Philosophien weitergeben. Die mit der Gelassenheit und Unaufgeregtheit des
Alters erzählen. Wir können so viel von den älteren Generationen lernen, und unsere Gesellschaft müsste alle Anstrengungen unternehmen,
uns alle bis ins hohe Alter gesund an Körper, Seele und Geist zu halten!

Hierzu benötigen wir neben einer Hochleistungsmedizin auch die
Weiterentwicklung der Altersmedizin (Gerontomedizin), ein differen-
ziertes Versorgungsnetz für Essen, Pflege und Sozialleben alter Menschen. Neue Formen des Zusammenlebens, aber auch die Reaktivierung
von Familien sind notwendig. Solange wir aber „wertes Leben" mit Ar-
beitskraft verwechseln, wird das Sozialleben immer schlechter werden,
da wir aufgrund von Arbeitslosigkeit immer jüngere Rentner und Rent-
nerinnen bekommen. Wir müssen auch das Alter kultivieren und fördern, nicht zuletzt für uns selbst, da wir ja irgendwann auch dort an-
kommen und würdig bis zum Tod leben wollen!

Nach zwanzig Jahren habe ich im Jahr 2003 einen meiner „wissenschaftlichen Väter" wieder getroffen. Er ist 80 Jahre alt, geistig topfit
und arbeitet immer noch zwei Tage in der Woche als Nuklearmediziner
in einer Klinik. Seine körperlichen Bewegungen sind zwar ein bisschen
langsamer geworden, aber er arbeitet nach wie vor mit viel Freude und
sehr hohem Sachverstand. Er ist für mich ein wunderbares Vorbild.

Natürlich hört sich meine Forderung nach Beschäftigung alter Menschen auf dem Hintergrund der hohen Arbeitslosigkeit zunächst merk-
würdig an, und man könnte sich fragen, ob ich alles nicht zu rosig und
idealistisch sehe. Nein: Mich stört es gewaltig, dass meine Forderungen
nach einer Arbeitsplatzoffensive in der Boombranche unserer heutigen
Zeit, der Gesundheitswirtschaft, nicht wahrgenommen werden. Aus
Krankenhäusern wären Hotels, Restaurants, Altenbegegnungsstätten oder
Netzwerke der regionalen Kinder- oder Altenbetreuung zu konzipieren.

Hier hätten Menschen der älteren Generation hervorragende Betätigungsmöglichkeiten, z. B. bei der Konzeption von Krankenhausfernsehen, als Betreuer für die Patienten, Kinder oder ältere Generationen, als Geschäftsführer, in der Verwaltung, in der Schreinerei, als Seniorenberater usw. Die Generation zwischen 50 und 70 verfügt vor allen Dingen für Verwaltungs- und Geschäftsführeraufgaben über ein hervorragendes Wissen und sollte bei den Gründungsoffensiven der Länder, in Technologiezentren usw. als Geschäftsführer, Prokuristen oder zu sonstigen Verwaltungsaufgaben eingesetzt werden. Die Pleiten von Jungunternehmern könnten vermutlich wirkungsvoll verhindert werden, wenn wir das Know-how und dieses Wissen der älteren Generationen im Management nutzen. Ich plädiere also für eine Offensive „Aus alt macht jung".

Mein persönliches Interesse ist, auch mit 85 Jahren noch so lebenslustig und differenziert wie mein Vater zu sein, der bis zu seinem 82. Lebensjahr immer noch einige Stunden am Tag arbeitete. Wenn möglich, möchte ich 100 Jahre alt werden, weil ich das Leben liebe. Wir Menschen entscheiden nicht, wann wir diese Welt betreten oder verlassen, aber wir haben alle Möglichkeiten und Verpflichtungen, durch unsere Existenz das Leben sorgsam zu pflegen und zum Blühen zu bringen, so wie es der Gärtner mit seinen Blumen und Pflanzen tut.

Ich möchte ohne Schmerzen bzw. mit erträglichen Gebrechen leben. Wenn ich „klapprig" werde, möchte ich die Unterstützung einer hochdifferenzierten Medizin bekommen, die mich auch im Alter als Mensch wahrnimmt. Ich möchte nicht durch Sterbehilfe umgebracht werden, weil das System aus Kostengründen versagt hat.

Achtung vor dem größten Gesamtkunstwerk: Leben

„Selbst die Ärzte, die früher das Symbol der Macht einer Gesellschaft waren, sind machtlos, da sie mehr und mehr zum Zwischenträger zwischen ihren Patienten und der pharmakologischen Industrie werden. Die Patienten werden ihrerseits in wachsendem Maße zu lediglich passiven Objekten, an denen Behandlungen durchgeführt werden und die Prozeduren über sich ergehen lassen müssen. Ihre eigenen inneren Heilkräfte, ihre Fähigkeiten zur Selbstgenesung, ob physisch oder psychisch, werden zunehmend von einer Medizin als irrelevant betrachtet, die kaum in der Lage ist, einen menschlichen Patienten von einem fabrizierten Gegenstand zu unterscheiden. Die gerade im Aufschwung begriffene Biofeedback-Bewegung ist möglicherweise der vorletzte Akt eines Dramas, in dem der Mensch von der Natur getrennt wird; der Mensch ist nicht einmal mehr in der Lage, sich selbst, seinen Körper, unmittelbar zu fühlen, sondern nur noch durch die Wahrnehmung von Zeigerstellungen, flackernden Lämpchen und Summtönen, die von Instrumenten produziert werden, die man an ihm befestigt wie einen Drehzahlmesser an einem Auto ..."

Das schrieb der streitbare Computerwissenschaftler Joseph Weizenbaum 1977 in „Die Macht der Computer und die Ohnmacht der Vernunft".

In diesem Zitat sind viele Punkte angesprochen, die auch für die aktuelle Diskussion zur Zukunft der Gesundheit relevant sind: Die Rolle von Arzt und Patient, von Subjekt und Objekt, von Technik und Eigenheilungskräften, von Entfremdung und eigener Wahrnehmungsfähigkeit.

Darüber hinaus kommt in diesem Zitat eine kritisch-pessimistische Sicht zum Ausdruck, die nicht so einfach von der Hand zu weisen ist. Aber gerade heute, mit den zusätzlichen technischen Möglichkeiten, ist es höchste Zeit, diesem Trend gegenzusteuern. Dies kann meiner Überzeugung nach nicht punktuell, sondern nur gesamtgesellschaftlich und weltweit vernetzt geschehen.

Es geht mir bei meinem Engagement um die positive Gestaltung unserer Gesellschaft in der Zukunft, die auf einem humanistischen Menschenbild basiert, und um eine darin eingebundene humanistische medizinische Anthropologie, also eine Wissenschaft vom Menschen. Wir müssten eigentlich schon jetzt definiert haben, was das Wesentliche am Menschsein ist, um klare Positionen zu den technischen Innovationen, aber auch deren Bedrohungen beziehen zu können.

Im Rahmen der Medizin sehe ich die Technik als ein phantastisches Hilfsmittel an. Sie ist ein Hilfsmittel, und der Mensch muss im Mittelpunkt stehen. Dies gilt auch für die bildgebenden Geräte und Verfahren, mit denen ich selbst arbeite. Dass Ärzte kaum mehr in der Lage seien, „einen menschlichen Patienten von einem fabrizierten Gegenstand zu unterscheiden", so Weizenbaum, ist so zum Glück in der medizinischen Praxis nicht festzustellen. Es gibt die ungeahnten neuen Möglichkeiten der Bio- und Gentechnologie, die durchaus positive Seiten haben. Andererseits entstehen daraus höchst problematische Praktiken: etwa die Verwertung von menschlichen Embryonen zu Forschungszwecken oder, vor kurzem geschehen, die Verbindung eines Rattengehirns mit einem Computer. Insofern ist Joseph Weizenbaums Schilderung durchaus aktuell. Dieses Problem ist nur in den Griff zu bekommen, wenn wir begreifen, dass ein Mensch immer viel mehr ist als die Summe seiner Einzelteile, addierbaren Funktionen, Zellen oder Gene – dass er einen Körper, aber auch Geist und Seele besitzt und in einer sozialen Gemeinschaft, die jedem Individuum die Chance zur Entfaltung der je eigenen Persönlichkeit bietet, lebt bzw. leben sollte.

Nicht Sachzwänge, die oft vorgeschoben werden, sondern unser Menschenbild ist entscheidend für die zukünftige gesellschaftliche Entwicklung. Deshalb ist zu betonen: Lassen wir uns nicht zum Objekt machen von Bio-Technikern, Statistikern, Funktionären, Politikern oder denjenigen Aktienspekulanten, für die beispielsweise in der Gentechnologie reine Gewinninteressen im Vordergrund stehen. Die persönliche Verantwortung von Wissenschaftlern und Forschern ist mehr denn je gefordert: Gerade deshalb sollte bei allen künftigen Entwicklungen das Kriterium der „Menschenverträglichkeit" höchste Priorität haben. Nicht alles, was technisch machbar ist, darf umgesetzt werden.

Unter dieser Fragestellung sollte jede neue Technik, die funktionelle Änderungen im Körper und Gehirn erzeugen soll, von einem interdisziplinären Gremium, bestehend aus Medizin-, Geistes- und Naturwissenschaftlern, einschließlich Theologen, Juristen, Anthropologen und Kulturwissenschaftlern, geprüft werden.

Rätsel im Buch des Lebens – menschliches Erbgut komplett entziffert?

Rund drei Milliarden Bausteine des Erbgutes sind durch Forscher der internationalen Human-Genom-Organisation (Hugo) identifiziert und gespeichert. Es ist jetzt zwar bekannt, in welcher Reihenfolge die drei Milliarden „Buchstaben" unseres Erbgutes stehen. Was sie bedeuten und was sie bewirken, ist jedoch völlig unklar. Vor allen Dingen ist unbekannt, welche der drei Milliarden Elemente zusammenwirken müssen und in welcher Reihenfolge. Dies wird möglicherweise nie zu entschlüsseln sein, da das Zusammenspiel der Gene extrem kompliziert ist. Dieses Zusammenspiel und die Wirkung der von den Genen produzierten Proteine ist kaum erforscht. Wir befinden uns in einem Stadium, wo wir, bildlich gesprochen, die Mineralien und Partikel eines Ziegelsteins für den Hausbau identifiziert haben, aber nicht wissen, wie wir die Ziegelsteine anordnen müssen, um ein Fenster bzw. das gesamte Haus bzw. die unendlich verschiedenen individuellen Haustypen bauen zu können. Wir wissen auch nicht, was die Mineralien zusammenhält, geschweige denn, welche wir für den Zusammenhalt der Ziegelsteine brauchen bzw. wie dieser entsteht. In meinem Bild stehen die Ziegelsteine sinnbildlich für Zellen. Manipulation am Erbgut erscheint vor diesem Hintergrund als wahres Vabanquespiel. Wir wissen wirklich nicht, was wir bei allen unseren Manipulationen über die Zellebene hinaus tun. Die Komplexität des Lebens über das Körperliche hinaus bis zum Geistigen und Seelischen ist so gigantisch, dass wir mit Respekt vor diesem Gesamtkunstwerk leben und behutsam mit unserem Wissen umgehen müssen. Allmachtswahn und gottähnliches Denken der Forscher, aber auch der dahinterstehenden Industrie, muss verhindert werden. Hier sind die Philosophie, die Kirchen mit den Religionswissenschaftlern und die Politik gefordert, diesem Trend nachhaltig gegenzusteuern. Langsame und koordinierte Forschung mit einem tiefen Respekt vor der Komplexität der Natur und unserem Nichtwissen würde der Menschheit gut tun, würde uns alle bescheidener machen und wäre wichtig für den evolutionären Prozess der Erde.

Nicht die *Antithesen*, die Joseph Weizenbaum ausdrückt, eröffnen allerdings den Weg aus dem beschriebenen Dilemma. Wir müssen uns vielmehr – bei dem enormen Stand an Einzelwissen in den vielen alten und neuen Disziplinen nicht nur in der Medizin – einem *Zeitalter der Synthese* zuwenden: interdisziplinäre Zusammenarbeit verschiedenster medizinischer Sparten und gesellschaftlicher Ebenen.

Kapitel 7
Mensch bleiben!

Die Entwicklungen der High-Tech-Medizin revolutionieren schon jetzt vor allem die chirurgischen Fächer; so brechen die medizinischen Fachdisziplinen auf, und die Berufsbilder ändern sich. Epochen des Wandels haben in der Geschichte der Menschheit immer heftige Kontroversen zwischen Befürwortern und Gegnern hervorgerufen.

Die Veränderungen der heutigen Zeit betreffen alle Völker dieser Erde. Hochleistungen und Katastrophen sowie revolutionäre Umwälzungen in allen Bereichen des täglichen Lebens zeichnen sich ab. Wissenschaftler und Philosophen aus den verschiedensten Disziplinen haben die heutige Zeit exzellent analysiert und weisen auf den Zusammenbruch der alten Weltbilder hin.

Ethik, Philosophie und Religion: eine Wahrnehmungskrise

Es gibt Naturwissenschaftler, Ingenieure und auch Philosophen, wie den amerikanischen Philosophen Max More, die vor allen Dingen in den Möglichkeiten der Gentechnik ein neues Zeitalter sehen, in dem der Mensch sein biologisches Schicksal in die Hand nehmen und sich nach seinem eigenen Bild erschaffen werde. Alle abendländische Schwermut habe nun ein Ende, und der Mensch dürfe das Buch der Natur nicht nur lesen, er könne es neu und besser schreiben. Die alten europäischen Fesseln könnten endlich und endgültig abgeworfen werden, auch die Religionen. Wenn man solche Theorien hört, wird klar: Wir befinden uns in einer Phase des transhumanen Denkens und Handelns und stehen am Übergang von der menschlichen Natur zur technischen Natur. Menschwerdung und Menschsein verändern sich unter dem Aspekt des technisch Machbaren. Die Würde des Menschen – die eigentlich unantastbar ist – hat in diesem Denken keinen Platz mehr. Aber erst durch die Würde ist der Mensch Person. Dies ist eine alte Weisheit.

Es ist für uns alle schwierig, die ethischen, rechtlichen und auch medizinischen Fragen zu beantworten. Darin besteht aber auch gerade die Herausforderung. Durch die Entschlüsselung des menschlichen Genoms ist ein wesentlicher Baustein der Natur des Menschen identifiziert worden. Damit ist ein Element der menschlichen Natur, das bisher dem Denken und Handeln verborgen war, in die ethische Verantwortung des Menschen überführt. Es gibt keinen Weg mehr zurück in die „Unschuld". Doch die Moral des auch in seiner Philosophie historisch gewachsenen Europa muss sich in der leidenschaftlichen Auseinandersetzung um die Frage des Menschlichen im Menschen durchsetzen. Sie muss die anerkannte Freiheit des Menschseins überall verteidigen und weltweit zur Geltung bringen – in der Gesetzgebung, in allen Formen des Rechts, in der Bildung, in der Medizin und eben auch in den technischen Laboratorien. Eine Aufgabe der Philosophie und der Religionen ist es, gemeinsame Anstrengungen zu unternehmen, um ein übergreifendes Weltethos zu entwickeln, das das Gewissen der menschlichen Kultur sein sollte. Wir müssen verhindern, dass es zu einem Selbstverlust des menschlichen Daseins kommt. Mensch sein und Mensch bleiben – das ist die Devise für das neue Jahrtausend.

Viele Probleme, die uns heute zu schaffen machen, sind mit den Begriffen einer mechanistischen und veralteten Weltanschauung nicht mehr zu verstehen. Diese Begriffe bieten nur begrenzte Ansätze für Lösungsstrategien. Das Denken seit Descartes, das in allen unseren Wertvorstellungen steckt und unsere Kultur mehrere Jahrhunderte beherrschte, bricht auf. Dieses „kartesianische" Weltbild hat in unseren Köpfen die Auffassung gefestigt, das ganze Universum sei ein mechanisches System wie eine Uhr und als solches – wie auch der menschliche Körper – als eine Maschine zu verstehen. Die Vorstellung des Lebens in der Gesellschaft basiert zusätzlich auf der Annahme des unbegrenzten materiellen Fortschritts durch wirtschaftliches und technisches Wachstum. Dieses Weltbild, mit dem wir aufgewachsen sind, hat in den letzten Jahrhunderten dazu beigetragen, dass wir enorme Errungenschaften in den Einzeldisziplinen bis hin zu den in diesem Buch beschriebenen Entwicklungen erzielen konnten. Andererseits hat dieses Denken, das Körper, Geist und Seele sowie deren Wechselbeziehung trennt, zu tiefen inneren und äußeren Krisen geführt.

So kommt es nicht von ungefähr, dass gerade aus der Wissenschaft, die die Wiege des mechanistischen Denkens ist, nämlich der Physik, die wesentlichsten Anstöße zu neuem Denken und Handeln kommen. Die Physiker sind in ihren Forschungen auf die uns bekannten Grenzen gestoßen und haben formuliert, dass die Detailerkenntnisse in den Mikrostrukturen in einen umfassenden Kontext gebracht werden müssen und nur in ihrer Komplexität und im Zusammenhang mit geisteswissenschaftlichen Überlegungen interpretierbar sind. Ein synthetisches Zusammenführen des Spezialwissens der einzelnen Bereiche ist daher dringend gefordert. Der Wissenschaftler hat eine hohe Verantwortung gegenüber der Gesellschaft. Der Kernphysiker Werner Heisenberg schrieb in seinem Buch „Das Naturbild der heutigen Physik" schon 1955 in Hinblick auf die Aufgaben naturwissenschaftlicher Forschung: „...vielmehr stehen wir von Anfang an in der Mitte der Auseinandersetzung zwischen Natur und Mensch, von der die Naturwissenschaft ja nur ein Teil ist, so dass die landläufigen Einteilungen der Welt in Subjekt und Objekt, Innenwelt und Außenwelt, Körper und Seele nie mehr recht passen wollen und zu Schwierigkeiten führen. Auch in der Naturwissenschaft ist also der Gegenstand der Forschung nicht mehr die Natur an sich, *sondern die der menschlichen Fragestellung ausgesetzte Natur*, und insofern begegnet der Mensch auch hier wieder sich selbst."

Der Mensch ist doch keine Maschine!

Die Chancen eines humanen Einsatzes von High-Tech-Produkten in der Medizin sind eindrucksvoll und zukunftsweisend: Mikro-Therapie, Mikrochirurgie und minimal invasive Chirurgie bringen direkt vor Ort Heilung und Schmerzlinderung mit kleinsten chirurgischen Eingriffen (Operationen sind und werden in Formen möglich, als wolle man ein Zimmer „durchs Schlüsselloch tapezieren"). Stationäre Aufenthalte werden drastisch verkürzt oder völlig vermieden. Der Pflegeaufwand wird erheblich verringert. Dadurch gewinnen Ärzte und das behandelnde Personal Zeit und können sich besonders intensiv um die Patienten kümmern. Die Operationen können zunehmend bei örtlicher Betäubung durchgeführt werden; der Patient wird nicht durch die Narkose zusätzlich belastet. Die Behandlungsumgebung wird patientengerecht gestaltet – die Technik tritt in den Hintergrund. Die nur kleinen

Eingriffe bedeuten schnelle Genesung mit geringer Komplikationsgefahr und niedriger psychischer Belastung.

Über diesen zukunftsweisenden Perspektiven eines humanen Einsatzes von High-Tech-Produkten dürfen wir aber nicht aus den Augen verlieren, dass sie auch Gefahren bergen: etwa durch den Missbrauch von Gen- und Hirnoperationstechniken. Zur Zeit werden an verschiedenen Orten der Erde Anstrengungen unternommen, um Biochips zu entwickeln und zu implantieren bzw. das menschliche Gehirn an Computer anzuschließen. Mit konventionellen neurochirurgischen Methoden wären Biochipimplantation oder Computervernetzung des menschlichen Gehirns möglich. Hierzu unternimmt offenbar die NASA große Anstrengungen. Auch Marvin Minsky vom MIT (Massachusetts Institute of Technology), einer der Pioniere der Computerwissenschaft und der „künstlichen Intelligenz", der sich in seinem Werk „Mentopolis" ausführlich wissenschaftlich mit dem Thema „Denken und Intelligenz" auseinandergesetzt hat, hat konsequent diese Entwicklung mitgetragen. Er ist fasziniert von der Perspektive der menschlichen Evolution durch die Mensch-Computer-Verbindung und glaubt hier an Quantensprünge der Evolution bzw. zumindest an die Möglichkeit, unser Gedächtnis um ein Vielfaches zu erweitern bzw. das Gehirn nachzubauen.

Norbert Wiener, der Vater der Kybernetik und einer der führenden Köpfe am MIT, warnte schon in den 60er Jahren vor den Gefahren, die sich aus dieser Mensch-Maschinen-Technologie ergeben könnten – vor allen Dingen, wenn Persönlichkeit, Psyche und Gefühlswelt bzw. die gesamte Existenz des Menschen mit all ihren Reichtümern und Tiefen sich auf einen Haufen von Gleichungen und bloßen Informationstransfer reduzieren ließen. Er befürchtete, dass Menschen eines Tages zu Maschinen degradiert werden könnten. Da die Menschheit nicht reif für diese Entwicklungen sei, lehnte er die Mensch-Maschinen-Koppelung ab. Wiener starb 1964. Dennoch ging die Entwicklung weiter: 1999 steuerte erstmals ein mit einem Computer verbundenes Rattengehirn einen Roboterarm. Wir dürfen bei dieser Entwicklung nicht passiv bleiben: Der Mensch ist keine Maschine!

Menschenverträglichkeit als zentrales Kriterium für Forschung und Entwicklung

Die oben beschriebenen Vernetzungen von Menschen oder Tieren mit Computern sowie alle operativen Entwicklungen, die die Psyche bzw. das Bewusstsein verändern, dürfen nicht eingeführt werden.

Meine Überzeugung ist: Auch das Klonen sollte verboten werden. Mittlerweile können schon aus Stammzellen Eizellen entstehen, wie es kürzlich einer Forschergruppe aus Philadelphia gelang. Dies war bisher von allen Forschern in Abrede gestellt worden, und man hatte damit die Notwendigkeit des Weiterforschens mit der Möglichkeit, Gewebe zur Therapie herstellen zu können, begründet. Neue menschliche Haut oder Gefäße, um Verbrennungen oder Verschlüsse zu therapieren, wären ein Segen für die Patienten, ein wirklicher Quantensprung medizinischen Handelns. Aber dann bitte mit Zellen vom betroffenen Menschen selbst. Aus embryonalen Stammzellen oder Nabelblutzellen, die so geartet sind, dass sie sich in jeden Zelltyp verwandeln, können wahrscheinlich demnächst auch Samenzellen geschaffen werden. Und das Klonen im Reagenzglas wird danach ja scheinbar so einfach. Stellen Sie sich vor, es gäbe danach nur noch lauter Grönemeyers – nein danke! Am besten noch mit Biochips im Gehirn, vom Zentralcomputer kontrolliert – und ganz einfach zum An- und Abstellen ... Doch Rembrandt wurde von einer Bäckerin und einem Müller gezeugt – niemand hat sein Genie vorherbestimmen können! Und so sollte die Evolution meiner Meinung nach auch schön in sich weiter leben.

Die Menschheit ist längst nicht reif für eine solche Technologie. Wir bestimmen nicht, wann wir kommen und gehen, aber wir können, wie der Gärtner seine Pflanzen, uns und alle und alles auf der Erde so behutsam, andächtig und umsichtig wie irgend möglich pflegen. Das ist unsere Verpflichtung, die wir aus dem Jenseits für die „Leichtigkeit des Seins" mitbekommen haben, und nicht mehr!

Jeder von uns trägt kulturelle und ethische Verantwortung. Die ewige Frage: „Was ist Leben, und was macht das spezifisch Menschliche aus?" ist immer und gerade jetzt hochaktuell.

Um klare Bewertungs- und Handlungskriterien für die Zukunft zu bekommen, müssen daher für die Medizin- und Biotechnik dringend zusätzliche Prüfungskategorien geschaffen werden. Ich schlage vor, für

die Forschung und Entwicklung im Bereich der Mikrotechnik Prüfungs-
anforderungen mit den Kriterien „Sozialverträglichkeit und Umweltver-
träglichkeit" einzuführen, wie sie in großtechnischen Bereichen üblich
sind. Diese grundsätzlichen Prüfungen vor dem Einsatz neuer Technologien gehen auf Klaus M. Meyer-Abich zurück, der sich als Diplom-
physiker und Professor für Naturphilosophie in den letzten Jahrzehnten
hier grundlegend engagiert hat. Diesen beiden Prüfkriterien sollte darüber hinaus unbedingt ein neuer Begriff und weiteres Analysekrite-
rium hinzugefügt werden: das Kriterium der Menschenverträglichkeit,
welches ich 1989 entwickelt habe. Unter dieser Fragestellung müsste jede neu entwickelte Technik, die funktionelle Änderungen in Körper und
Gehirn erzeugen soll, von einem interdisziplinären Gremium, bestehend aus Medizin-, Geistes- und Naturwissenschaftlern, einschließlich
Theologen, Juristen, Anthropologen, geprüft werden. Dieses Gremium
muss untersuchen, inwieweit ethisch unvertretbare und nicht korrigier-
bare Veränderungen durch den Einsatz neuer Technologien körperlich
oder psychisch zu befürchten sind. Ebenso ist zu analysieren, ob das
Menschsein selbst gefährdet wird. Hierzu müssen in internationaler Zusammenarbeit Kriterien erarbeitet werden, ob, wann und unter welchen
Voraussetzungen die menschliche Evolution durch Gentechnik usw.
systematisch geplant werden darf. Medizinethik erhält einen bedeutsa-
men Stellenwert.

Techniken, die neben den üblichen menschlichen und ethischen Anforderungen nicht diesen genannten Kriterien entsprechen, müssen in
der Zukunft von der Menschheit abgelehnt bzw. so lange weiterentwickelt werden, bis sie diesen Kriterien entsprechen. Es ist eine große Herausforderung, hierzu klare Grundlagen zu erarbeiten, da nicht alles,
was schon machbar ist oder erscheint, in Zukunft auch durchgeführt
werden darf.

Medizinische Anthropologie

Die wissenschaftliche Medizin verfügt über ein umfangreiches Wissen,
das organbezogen systematisiert wurde und in Einzelfächer aufgeteilt ist.
So existieren z.B. die Innere Medizin, die Augenheilkunde, die operative
Medizin oder Psychologie als selbständige Disziplinen und mit geringer
Beziehung untereinander. Der Mensch kommt dabei häufig zu kurz, und

es gibt bis heute keinen integrativen theoretischen Ansatz, der die Fachdisziplinen zusammenführt. Erkrankungen der Haut, wie beispielsweise die Neurodermitis, werden kaum in einen Kontext mit Erkrankungen der Organe oder psychischen Veränderungen gebracht, obwohl allein der gesunde Menschenverstand hier schon Rückschlüsse zulässt. Eine ganzheitliche Wissenschaftstheorie in der Schulmedizin ist dringend notwendig, aber sicherlich sehr schwierig zu erreichen, zumal sich die Wissenschaft seit über hundert Jahren immer mehr mit Details in den unterschiedlichen Fachdisziplinen und Einzelwissenschaften auseinandergesetzt hat. Dies hat zu enormen Erfolgen in therapeutischen Ansätzen geführt, aber auch zu vielen Fehlentwicklungen und Trugschlüssen.

Nach Viktor von Weizsäcker sind Naturerkenntnis, Menschenerkenntnis und persönliche Kunstfertigkeit die wesentlichen Grundpfeiler der Medizin. Die Naturwissenschaft hat zu revolutionären Erkenntnissen über Prozesse der belebten und unbelebten Natur geführt. Auch die Kunstfertigkeit des therapeutischen Handelns wurde bis hin zur Entwicklung der Mikro-Therapie, Labormedizin oder Navigationstechniken bei Operationen auf ein extrem hohes Niveau gebracht. Doch in den letzten Jahrhunderten wurde die Menschenerkenntnis vernachlässigt.

In Zukunft dürfen die Entwicklungen jedoch nicht dem Zufall überlassen bleiben, sondern das Wesentliche in der Medizin, nämlich das „Menschliche im Menschen", wie es von Weizsäcker schon 1948 definierte, muss erkannt und erforscht werden. Dieses Wissen über den Menschen muss integrativ in einer übergeordneten Wissenschaftsdisziplin, nämlich der „medizinischen Anthropologie", zusammengeführt werden. Auch Medizintheorien anderer Kulturen müssten integriert werden.

Erkenntnisse zur Vorsorge, Therapie, Rehabilitation und Einflüssen der Umwelt bzw. Umweltzerstörung und der soziokulturellen Veränderungen auf die Krankheitsentstehung sowie die Konzepte zur Gesundung aus den unterschiedlichen Theoriesystemen müssen wissenschaftlich analysiert und in ein zukünftiges Theoriegebäude mit einbezogen werden.

„Das Ganze ist mehr als die Summe seiner Teile", wusste schon Aristoteles. Bezogen auf die Medizin bedeutet dies, dass man auf einen Menschen nicht aufgrund der Summe der Einzelbestandteile wie Zellen,

Nerven, Gefäße usw. rückschließen kann. Gesundheit und Krankheit sind immer auf eine individuelle Persönlichkeit bezogen. Diese unsere eigene Persönlichkeit und damit auch unsere Krankheitsgeschichte sind einzigartig. Die Evolution kennt immer auch Sprünge. Und durch die Evolution von Organsystemen über die Jahrtausende und Jahrmillionen ist bei einem Evolutionssprung die neue Qualität der intellektuellen Leistungsfähigkeit, des psychologischen Persönlichkeitsprofils und der seelischen Entwicklung der gesamten Menschheit oder Tierwelt in gar keiner Weise voraussagbar. Auch lässt die Analyse von Organen oder Zellsystemen keine Rückschlüsse auf das typisch Menschliche oder Tierische zu. Die Qualitätssprünge in der Evolution in den nächsten Jahrmillionen sind auf der Basis einer rein organbezogenen medizinischen Theorie nicht erklärbar oder voraussehbar.

Weiterhin sollte auch der Umweltaspekt mit berücksichtigt werden. Ich beziehe mich hier auf die evangelische Theologie um den Ethiker und Biologen Günter Altner, die von Mitwelt, vom Mitgeschöpf und von der Mitkreatürlichkeit spricht. Damit wird der Eigenwert der Natur in den Mittelpunkt der Überlegungen gestellt, die nicht um des Menschen willen, sondern um der Natur selbst willen zu schützen sei. Eine solche Betrachtungsweise hat eine andere Perspektive als der Begriff Umwelt, der den Menschen letztlich über die „Natur" stellt.

In tiefem Respekt vor der Natur und der wunderbaren Entwicklung des Menschen sowie der Erhaltung des Menschlichen auch im soziokulturellen Kontext ist eine medizinische Wissenschaftstheorie, und hier vornehmlich die medizinische Anthropologie, von höchster Bedeutung. Es besteht die kulturelle, ökologische und politische Verpflichtung, unter dieser Aufgabenstellung das nächste Jahrtausend bewusst zu gestalten.

Eine liebevolle und ökologische High-Tech-Medizin

Als Ziel habe ich eine patientenzentrierte, fürsorgliche Vorsorge und Therapie für Körper, Seele und Geist auch mit Hilfe von menschenfreundlichen High-Tech-Verfahren und -Produkten vor Augen. Hierzu sollte auf eine integrative Zusammenarbeit zwischen Ärzten und Therapeuten der verschiedenen Fachdisziplinen, einschließlich Ökologen, Technikern, Ingenieuren, Naturwissenschaftlern und Geisteswissenschaftlern, größten

Wert gelegt werden. Ich wünsche mir, dass eine medizinische Anthropologie durch weltweites Engagement in Zukunft eine medizinische Wissenschaftstheorie entwickelt, in der sich alle Kulturen grundlegend wiederfinden können. Nur so wird sichergestellt, dass grundsätzlich eine liebevolle, das Menschsein und jeden einzelnen Menschen respektierende Medizin sowie eine menschenwürdige Technik realisiert werden können. Die Möglichkeiten hierzu sind schon jetzt enorm und vielversprechend – die Teamarbeiten in speziellen Zentren müssten nur entsprechend gefördert werden.

Unter der ökologischen Devise „So wenig wie möglich, so viel wie nötig" eine ganzheitliche, menschenverträgliche, humane Medizin zu gestalten und diese weltweit anzubieten, wird daher nur integrativ und multidisziplinär im Netzwerk realisiert werden können. Hierzu könnten wir „alten Europäer" uns auf unser kulturelles Erbe besinnen und die Zukunft vorbildlich mitgestalten.

Nach dem Motto „Was du auch tust, tue es klug und bedenke das Ende" ist an jedem Tag, in jeder Situation, aufs Neue zu prüfen, ob die Medizin und deren Forschungsinhalte und Entwicklungen ethisch, politisch, sozial- und umweltverträglich sowie auch menschenverträglich sind. Zu groß ist beim heutigen technischen Entwicklungsstand die Gefahr von irreversiblen Eingriffen mit unkontrollierbaren Folgen für die Evolution. Auch in diesem Kontext gilt: In der Ruhe liegt die Kraft.

Eines jedoch ist für mich sicher und bleibt ein wesentliches Element zukünftiger Medizin: die Barmherzigkeit. Eine liebevolle Medizin bedeutet größtmögliche Hinwendung zum Menschen.

Auf dieser Welt haben alle Platz, in Ehrfurcht und Achtung miteinander zu leben. Alters-, schichten-, religions-, geschlechts- und sprachenübergreifend sind wir eine große globale Familie und sollten diese eine einzige Erde, auf der wir leben, gemeinsam und in Frieden gestalten, um eine friedliche Zukunftsgesellschaft und -kultur zu schaffen.

Als Mensch, Wissenschaftler und als Arzt sehe ich hierin meine Verpflichtung.

Mensch bleiben: in Achtung vor dem größten Gesamtkunstwerk – Leben.

Anhang

Hilfe zur Selbsthilfe

Was tun und wohin wenden, wenn man heute krank wird?

Die medizinische Versorgung unseres bestehenden Gesundheitssystems ist unübersichtlich. Gefühlte Sicherheit gibt es bisher für den Patienten nicht, sie fühlen sich eher unsicher. Es fehlen Leitlinien und Qualitätsstandards. Der Patient sucht aber Sicherheit, wenn er erkrankt. Wo bekommt er diese – zumindest in Teilen –, solange unser Medizinsystem nicht rundum erneuert ist? Wo sind die Qualitätsnetzwerke, wo die Informationsschaltstellen? Machen wir uns nichts vor, die meiste Information über Medizin bekommt der Patient aus den Medien oder aus dem Internet, aber nicht von uns Ärzten!

Also was tun, wenn man medizinische Hilfe und Informationen braucht? Zunächst den Arzt des Vertrauens anrufen oder aufsuchen. Das kann ein Krankenhausarzt genauso sein wie die Gynäkologin oder der Hausarzt. Diese Personen verfügen alle über ihr Netzwerk: Und beim Arzt des Vertrauens geht man davon aus, dass dieser mit genauso vertrauenswürdigen Kolleginnen und Kollegen zusammenarbeitet. Eine zweite Möglichkeit ist, in der Ambulanz des nächstgelegenen Krankenhauses anzurufen oder in der Ambulanz einer Universitätsklinik. Lassen Sie sich immer mit dem diensthabenden Arzt verbinden. Wenn es dringlich ist, auch mit dem Chef- oder Oberarzt.

Informationen gewinnt man auch über Patientenvereinigungen, Selbsthilfegruppen oder Verbraucherschutzstellen, aber auch Krankenkassen. Vor allen Dingen keine Angst vor falschen Fragen haben! Es gibt keine falschen Fragen, höchstens schlechte Antworten! Der Patient ist doch nicht der Profi.

Aber auch die gelben Seiten, das Telefonbuch oder das Internet unterstützen bei der Suche nach Ärzten und Kliniken, dann ist jedoch meistens die Qualität nicht zu beurteilen. Das Internet hilft aber auf jeden Fall, Hintergrundinformationen zur Krankheit und auch Therapievorschläge zu bekommen. Die sichersten Informationen über Erkrankungs- und Therapiestandards findet man beim National Institute of Health in Amerika (NIH), wenn man die englische Sprache nicht scheut.

Als letztes seien noch als Informanten Optiker, Krankengymnasten, Masseure oder Fitness- oder Wellnesseinrichtungen genannt, die alle über ihr eigenes Netzwerk verfügen.

Als Grundprinzip gilt bei den meisten auftretenden Erkrankungen: keine Panik, sich nicht aus der Ruhe bringen lassen und erst einmal überlegen: Was kann ich selber tun?

Es gibt viele Hausmittel, z. B. bei Durchfall Cola trinken sowie Kohletabletten aus der Apotheke besorgen oder Salzstangen und Reis essen. Das bindet viel Wasser und verhindert die Austrocknung.

Bei Magendruck oder Völlegefühl nach einem fettreichen Essen tut es gelegentlich gut, zunächst „einen Underberg zu nehmen" – wie schon der Volksmund sagt – oder einen anderen Magenbitter.

Bei akuten Rückenschmerzen entweder Tiefgefrorenes in ein Handtuch wickeln und auf den Rücken legen oder die sehr warme Dusche auf die Stelle und ab ins Bett, Beine auf eine Knierolle legen. Das beruhigt die Muskulatur. Eventuell noch ein Schmerzmittel nehmen, damit die Schmerzen nicht zu weiterer Verkrampfung führen.

Und denken Sie daran, bei Fieber gehört man ins Bett.

Das beste Mittel bei Stress ist zunächst einmal, Ruhe zu finden. Zur Ruhe kann man durch Schlaf, Musik, Sport, Spazierengehen oder gemeinsame Aktivitäten mit Angehörigen oder Freunden kommen. Entspannung am Wochenende zu Hause, in einer Sauna, im Schwimmbad oder in einer Wellnessumgebung dient ebenfalls dem Stressabbau. Und vor allen Dingen sollten die Ursachen erkannt und möglichst behoben werden. Bei mir wirken am besten lange Spaziergänge, Laufen im Wald und schöne Musik. Bei starker Anspannung hilft auch ein Verveine-Tee (Eisenkraut).

In der Regel kennt man die Ursachen seines Stresses selbst sehr gut, doch in der Behebung oder im Abstellen der Ursachen sind wir alle

Meister im Verdrängen bzw. Nichthandeln! Wenn man sich nicht selbst helfen kann oder die Ursachen nicht identifiziert werden können, gibt es Spezialisten wie den Arzt des Vertrauens, Psychotherapeuten oder psychosomatische Einrichtungen, die helfen können. Wenn große Unruhe besteht, helfen für einige Tage auch einmal Baldrian und Hopfen, vor allen Dingen vor dem Schlafengehen. Dies sind auch gute Hausmittel für Kinder, die vorübergehend Einschlafschwierigkeiten haben.

Vom Leichten zum Schweren, „so wenig wie möglich, so viel wie gerade nötig" ist nicht nur die Devise in der Medizin, sondern gilt auch für den Patienten. Erst wenn keine Linderung oder trotz Hausmittel eine Verschlimmerung eintritt, sollte man den Arzt bemühen.

Das Verhalten beim Arzt ist ganz von Ihren Bedürfnissen abhängig. Ich erlebe täglich Patienten – häufig Patientinnen –, die ihre Fragen aufgeschrieben haben. Einige wollen ihre Krankheit verstehen, andere die Therapie und Verhaltensmaßnahmen erklärt bekommen und wieder andere wollen die Prognose wissen oder über alternative Behandlungsstrategien aufgeklärt werden. Ich finde es sehr gut, wenn der Patient vorbereitet zu mir kommt. Über das gemeinsame Gespräch wächst dann in der Regel das Vertrauen.

Denken Sie daran, was Paracelsus gesagt hat: „Der Patient selbst ist der wahre Arzt, wir Ärzte sind nur seine Gehilfen." Also kümmern Sie sich mehr um sich selbst! Sport, Essen, Hausmittel sind Ihre Angelegenheiten – ebenso wie den Arzt Ihres Vertrauens zu finden. Die besten Vorsorgemaßnahmen sind Bewegung, hochwertige Ernährung und ausreichend Schlaf! Wenn der Vitamin- oder Nährstoffgehalt der Nahrung nicht ausreicht, werden Nahrungsergänzungsmittel empfohlen. Letztere sind auch bei und nach schweren Erkrankungen sinnvoll.

Nach jeder schweren Erkrankung sollte eine Rehabilitation erfolgen. Also nach der Behandlung von Rückenschmerzen die Krankengymnastik und nach Herzerkrankungen das gezielte Herz-Kreislauftraining. Bestehen Sie hierauf bei Ihrem Arzt und Ihrer Krankenkasse.

Ein letztes Wort zur Krankenkasse. Sie sind versichert und nicht der Arzt. Bitte keine Scheu davor, mit der Sachbearbeiterin um Ihre Rechte zu streiten. Sie haben mehr Rechte, als Sie denken. Es ist Ihr Körper und

Ihre Psyche, um die es geht! Die meisten Behandlungsverfahren stehen Ihnen zu. Sie haben dafür bezahlt. Im Einzelfall kämpfen Sie mit der Krankenkasse um Ihr Recht.

Glossar medizinischer Fachbegriffe

Aneurysma
Angeborene oder erworbene Gefäßausbuchtung (Aussackung), die bei Erhöhung des Blutdruckes platzen kann.

Antiarrhythmika
Medikamente zur Behandlung von Herzrhythmusstörungen.

Antidiabetika
Medikamente zur Senkung des Blutzuckers.

Arrhythmie
Unregelmäßigkeit des Herzschlages.

Arterie
Vom Herzen kommendes Blutgefäß, das sauerstoffreiches Blut transportiert.

Arteriosklerose
Erkrankung der Blutgefäße, die eine Verdickung, Verhärtung und Verkalkung der Gefäßwand zur Folge hat.

Betablocker
Blutdrucksenkendes Medikament.

Bypass
Umleitung des Blutes durch ein künstliches Gefäß, zum Beispiel am Herzen.

Cholesterin
Fettähnliches Stoffwechselprodukt, das sich in Gefäßwände einlagern kann und so zur Entstehung der Arteriosklerose beiträgt.

Coil
Kleine Spirale, mit der Gefäße und Aneurysmen verschlossen werden können.

Embolie
Verschleppung von Blutgerinnseln in Blutgefäße, wo sie bei kleineren Gefäßen und Verengungen zum Gefäßschluss führen können.

Endoskopie
Rohre oder Schläuche als verlängerte Augen, mit denen man in den Körper hineingucken kann.

Hypertonie
Bluthochdruck.

Herzinfarkt
Plötzlicher Verschluss eines Herzkranzgefäßes mit sofortigem Verlust der Herzfunktion.

Katheter
Kleiner Schlauch, der in ein Gefäß geschoben wird, um Kontrastmittel zu injizieren oder um einen Ballon (Ballonkatheter) zur Gefäßerweiterung aufzublasen.

Lungenembolie
Verschluss eines Lungengefäßes durch einen verschleppten Thrombus, führt zur Atemnot und auch zu plötzlichem Tod.

Schlaganfall
Plötzlicher Verschluss eines Hirngefäßes mit schlagartiger Aussetzung der Hirnfunktion. Führt zu Lähmungen und Sprachverlust.

Stent

Stütze bzw. „Tunnelsystem" zum Offenhalten von Gefäßen, der Speiseröhre, Harnleiter oder Gallenwegen.

Subarachnoidalblutungen

Eine besondere Form der Hirnblutung in dem Hohlraum zwischen Gehirn und Hirnhaut, meistens aufgrund eines geplatzten Aneurysmas, führt häufig zum Tode.

Thrombose

Verschluss einer Vene mit einem Blutgerinnsel. Eine Thrombose der Beinvenen kann zu einer Lungenembolie führen, wenn sich ein Stück vom Thrombus löst.

Thrombus

Blutgerinnsel im Gefäß oder Herz, häufig an geschädigten Gefäßwänden entstehend.

Venen

Gefäße, die sauerstoffarmes Blut zum Herzen transportieren.

Vorhofflimmern

Gefährliche Herzrhythmusstörung, bei der die Herzvorhöfe unabhängig vom Rhythmus der beiden Herzkammern schlagen. Kommt mit zunehmendem Alter sehr häufig vor und gilt als gefährlicher als das Schlaganfall-Risiko.

Radiologische bildgebende Verfahren in der Medizin

Konrad Wilhelm Röntgen hat am Ende des vorletzten Jahrhunderts das nach ihm benannte Verfahren zur Durchleuchtung des Körpers entwickelt. Seit dieser Pioniertat haben sich die radiologischen Methoden rasant fortentwickelt. Eine enorme Steigerung gelang durch das Zusammenführen von Röntgenverfahren und neuer Computertechnik. Auf diese Weise sind ganz neue Sichtweisen auf und in den menschlichen Körper möglich. Computer sind heute längst in der Lage, aus dem

Vorliegen zweidimensionaler Schnittbilder dreidimensionale Darstellungen zu errechnen. Auch die Diagnostik von Körpergewebe ist einfacher geworden, da die einzelnen Gewebearten in verschiedenen Farben markierbar und so auch gut voneinander zu unterscheiden sind. Sämtliche Körperstrukturen sind sowohl als Aufsicht als auch in der Durchsicht darstellbar, und in Zukunft sieht der Operateur alle Körperorgane und -strukturen plastisch fast in natürlichen Farben, bevor er nur den Körper berührt! Und dann gibt es auch noch phantastische Bewegtbilder vom Herzen, der Lunge oder vom Darm von innen und außen. Zur Beurteilung der Organfunktionen bedeutet dies nochmals eine erhebliche Verbesserung.

Computertomographie (CT)

Die Computertomographie ist ein Röntgenverfahren, bei dem eine Röntgenröhre um den menschlichen Körper rotiert und ihn dabei von allen Seiten durchstrahlt. Auf der Gegenseite ist ein Detektor-Empfängersystem installiert, das die Schwächung der Röntgenstrahlen beim Durchtritt durch den Körper aufzeichnet. Ein angeschlossenes Computersystem berechnet aus den Messdaten die Gewebedichte. Anschließend werden Gewebestrukturen in Scheiben sichtbar gemacht. Für jede einzelne „Scheibe" wird der Patient wie bei der CT durchleuchtet. Die verschiedenen Gewebearten schwächen die Röntgenstrahlen unterschiedlich stark ab, das heißt: Je dichter das Gewebe ist, desto größer ist die Abschwächung. Aus den so gewonnenen Daten wird schließlich das Abbild der Schichtebene berechnet. Dieses Bild zeigt nun sehr viel genauer und um ein Vielfaches höher aufgelöst als bei einer Röntgenaufnahme die Struktur der unterschiedlichen Gewebearten. Dabei ist jede einzelne Ader und jeder Knochen genau zu erkennen. Die normale Anatomie eines Menschen und ihre krankhaften Veränderungen treten dabei offen zu Tage. Wenn beispielsweise eine erweiterte Ader im Gehirn auf einen Nerv (z. B. den Trigeminusnerv) drückt oder irgendwo im Körper ein winziger Tumor zu wachsen beginnt, ermöglicht die Computertomographie eine frühzeitige Diagnose. Das gilt auch für den weit verbreiteten Bandscheibenvorfall. Abhängig von der Anzahl der Bilder, die von einem Aufnahmegerät pro Sekunde angefertigt werden können, spricht man heute entweder von einer konventionellen CT, einer Spiral-

CT oder einer Mehrzeilen-CT. Handelt es sich um eine Spiral-Computertomographie, so wird ein bestimmter Abschnitt des Körpers kontinuierlich vom Tomographen aufgenommen. Bei der Mehrzeilen-CT können bislang nur 16 Schnitte gleichzeitig aufgenommen werden, in naher Zukunft werden es jedoch bis zu 32 und mehr Schnitte sein.

Ultraschnelle Elektronenstrahltomographie (EBT) und Mehrschicht-Computertomographie

Bei der Elektronenstrahltomographie rotiert keine Röntgenröhre um den Körper, sondern ein fixiertes Beschleunigerrohr bringt Elektronen nahezu auf Lichtgeschwindigkeit. Mit Hilfe feststehender Auffangebenen (Targets) bremst man die Elektronen dann ab. Die freiwerdende Röntgenstrahlung wird durch den Körper geleitet. Im Vergleich zur Computertomographie, bei der nur eine Schichtebene gleichzeitig aufgenommen werden kann, erlaubt es die Elektronenstrahltomographie, bis zu acht Ebenen und bis zu 34 Bilder pro Sekunde simultan aufzuzeichnen (bei der CT sind es höchstens zwei Bilder pro Sekunde). Aufgrund dieser hohen Aufnahmegeschwindigkeit können selbst bewegte Organe wie das Herz absolut scharf aufgenommen werden. Mit diesem Verfahren ist beispielsweise auch eine Transparenzsicht durch die Herzkranzgefäße möglich, die Katheterisierung entfällt.

Kernspintomographie (MRT)

Wissenschaftler und Medizintechniker entwickelten neben der Computer- und Elektronenstrahltomographie eine weitere Methode, die den „scharfen Blick" ins Innere des menschlichen Körpers zulässt: die Kernspinresonanz-Tomographie. Dieses Diagnoseverfahren hat den großen Vorteil, dass keine Röntgenstrahlen benutzt werden müssen. Stattdessen werden elektromagnetische Effekte gemessen, die nach entsprechender Anregung von den im menschlichen Körper praktisch allgegenwärtigen Wasserstoffatomen ausgehen. Der Mensch wird einem – je nach System – unterschiedlich starken Magnetfeld ausgesetzt, das diese Wasserstoffatome – ähnlich wie kleine Kompassnadeln – im Nord-Süd-Verhältnis ausrichtet. Durch Hochfrequenzimpulse werden die Wasserstoffatome mit physikalisch klar definierten Anregungen ausgelenkt. Die Radiofrequenz, bei der dies am besten gelingt, hängt von der chemischen Umgebung der Wasserstoffatome ab und damit von der Art des menschlichen Gewebes. Diese Schwingungsresonanzen werden gemessen, ihrem jeweiligen Ausgangspunkt zugeordnet und dann computergestützt zu dreidimensionalen Abbildungen hochgerechnet. Die Computertomographie wird heute im klinischen Einsatz zur Darstellung von mehr knöchernen Strukturen eingesetzt, während die Kernspintomographie bevorzugt zur Abbildung von Weichteilen herangezogen wird.

Beide Methoden haben mittlerweile die Diagnose vieler Krankheiten erheblich vereinfacht. Ärzte können die unterschiedlichen Gewebearten vom Gehirn bis zur Wirbelsäule in aller Ruhe betrachten, ohne ihre Patienten dabei berühren zu müssen. Tumore sind mit Hilfe dieser Techniken präzise zu vermessen. Verschlüsse in den Arterien, Gallen- und Nierenwegen sind ebenso sicher diagnostizierbar wie ein Bandscheibenvorfall. Ein weiterer Vorteil der Kernspintomographie besteht darin, dass Gefäße sowohl im Gehirn als auch im übrigen Körper ohne Kontrastmittel dargestellt werden können. Kleine Veränderungen wie Gallen- oder Nierensteine, auch an den Gallenwegen und der Gallenblase, sind so problemlos sichtbar zu machen. Krankhafte Veränderungen an den ableitenden Harnwegen sowie neuerdings an den Herzkranzgefäßen und im Herzmuskel gehören ebenfalls zu den Anwendungsgebieten.

Zunehmend gelingt es unter Einsatz der Kernspintomographie auch, Gehirnfunktionen zu messen. Dieses Verfahren – auch „Functional Brain-Mapping" genannt – eignet sich, um funktionelle Abläufe des Körpers im Gehirn sichtbar zu machen. Bewegt man beispielsweise die Finger einer Hand, so sind die dadurch im Gehirn aktiven Zentren darstellbar. Sensorische Wahrnehmungen wie Hören, Sehen und Schmecken können im Gehirn ebenso funktionell nachgewiesen werden, ohne dass der Patient dabei berührt werden muss. Neuere Einsätze befassen sich auch mit Gefühlsregungen und Denkprozessen.

Virtuelle Endoskopie

Dies ist eine Endoskopie ohne Schlauch. Sie wird dafür sorgen, dass in Zukunft mehr und mehr auf die bisher angewandte Endoskopie mit Schlauch oder Rohr zugunsten von CT und Kernspintomographie verzichtet werden kann. Die virtuelle Endoskopie fügt tomographische Bilder, die vom Patienten innerhalb weniger Minuten berührungsfrei aufgenommen wurden, im Computer dreidimensional zusammen. Der behandelnde Mediziner „fliegt" quasi mit dem Monitor als Cockpit durch den Magen-Darm-Trakt, die Lunge oder enge Gefäße, um sie sich von innen anzusehen. Das Ganze geschieht vollkommen berührungsfrei für den Patienten.

Positronen-Emissionstomographie (PET)

Das zur Zeit modernste nuklearmedizinische Verfahren zur Darstellung von Organen und Zellfunktionen ist die Positronen-Emissionstomographie. Dieses Verfahren funktioniert so, dass von außen mit Hilfe von Schnittbildern, also der Tomographie, der Weg eines radioaktiv markierten Arzneimittels durch den Körper verfolgt wird. Der mit Fluor-18 markierte Traubenzucker ist heute der wichtigste nuklearmedizinische Marker. Man verwendet ihn in aller Regel, um Tumorgewebe zu erkennen. Da Tumore mehr Energie als gesunde Zellen verbrauchen, reichert sich der gekennzeichnete Zucker an diesen Stellen stärker an. In nur einem einzigen Untersuchungsgang kann mit dem PET-System der gesamte Körper untersucht werden. Tumorabsiedlungen in einzelnen Organsystemen lassen sich auf diesem Weg zuverlässig feststellen. Diese Maßnahme ist insbesondere zur Überprüfung des Erfolgs von Krebstherapien von höchster Bedeutung. Die Anwendung der PET ist zwar doppelt so teuer wie andere bildgebende Verfahren, aber durch die gezielte Kontrolle des Erfolgs bzw. Misserfolgs von Chemotherapien, immuntherapeutischen Verfahren oder Krebsoperationen können in Zukunft teure Medikamente in großem Umfang eingespart werden.

Auch die Alzheimer-Krankheit und das Parkinson-Syndrom sind mit PET zuverlässig zu diagnostizieren. Der Zuckerverbrauch der Hirnzellen zeigt die Aktivität der Nerven an. PET sollte auf jeden Fall zur Früherkennung von Hirnerkrankungen bei den ersten Ausfallerscheinungen eingesetzt werden, um beispielsweise Alzheimer von anderen Erkrankungen wie Depressionen zu unterscheiden. Dabei darf nicht das Kostenargument im Vordergrund stehen. Gezielte Therapieverfahren, die zum Erfolg führen, helfen auf jeden Fall, Folgekosten einzusparen. Nehmen wir das Beispiel Parkinson: Durch die mikrotherapeutische Implantation von Elektroden im Gehirn ist es heute möglich, durch elektrische Reizung der Nerven das Schütteln bei Patienten zu reduzieren. Es handelt sich bei den Implantaten um einen sogenannten Hirnschrittmacher, der mit Hilfe bildgesteuerter Technologie in das Gehirn eingebracht wird.

Die Durchleuchtung

Die Durchleuchtung ist ein klassisches Röntgenverfahren. Es wird heute fast überall auf der Welt mit Hilfe der Computertechnologie als digitales Subtraktionsverfahren angeboten. Vor dem Eingriff nimmt man bei dieser Methode ein Leerbild auf. Es wird dann von den Bildern, die während der Operation entstehen, subtrahiert. Strukturen, die sich nicht verändern – wie beispielsweise die Wirbelsäule – können so aus dem Bild eliminiert werden. Die entstehenden Veränderungen dagegen werden deutlich sichtbar gemacht, z.B. durch einen Katheter. Auf diese Weise entsteht insgesamt der Eindruck, als schaue man zunächst auf ein leeres Blatt Papier, auf dem dann mit schwarzer Tinte etwas gezeichnet wird. Dieses digitale Subtraktionsverfahren wird bei der Darstellung und bei Eingriffen von Gefäßsystemen täglich eingesetzt. Man spricht in der Fachwelt auch von der „Digitalen Subtraktionsangiographie" (DSA). Diese spezielle Darstellung des Gefäßsystems ist sowohl für Arterien als auch für Venen durchführbar. Entsprechende Gefäßuntersuchungen erfolgen in der Regel in folgenden Gefäßabschnitten: Becken-Bein-Gefäße, Hauptschlagader im Lungen-, Bauchraum, Darmgefäße, Hirngefäße.

Interventionelle Verfahren im Rahmen der minimal invasiven Therapie

Von interventionellen Verfahren ist die Rede, wenn Katheter oder Instrumente mit Hilfe von Durchleuchtung oder digitaler Subtraktionsangiographie in den Körper eingebracht werden.

Hauptsächlich in den Fachbereichen Kardiologie, Radiologie und Neuroradiologie werden solche Eingriffe durchgeführt. In aller Regel wird z.B. in der Kardiologie ein Katheter über die Leistenarterie bis in die Herzkranzgefäße eingeführt. Nach genauer Platzierung der Katheterspitze injiziert man Kontrastmittel, um die im Röntgenbild nicht sichtbaren Herzkranzgefäße abzubilden. Mit dieser Methode sucht man nach Verengungen oder Verschlüssen. Normalerweise entdeckt man mit diesem Verfahren nur Gefäße, die bereits eine mehr als 50-prozentige Einengung aufweisen. Man nennt diesen Eingriff PTA („perkutane transluminale Angioplastie"). Es handelt sich dabei um ein diagnostisches Verfahren, das ohne großen Aufwand optimiert werden kann. Führt man über den Katheter nämlich zusätzlich eine kleine Ultraschallsonde in das Gefäß ein, so können mit Hilfe der Sonde Wandveränderungen gemessen werden. Man spricht dann von der „intravasalen Ultraschalluntersuchung" (IVUS).

Die verengten Gefäße können durch interventionelle Therapieverfahren nicht nur entdeckt, sondern auch erweitert werden. Man bläst im verengten Gefäßabschnitt vorsichtig einen Miniatur-Ballon auf, um so die verengte Stelle zu dehnen. Um die Engstelle langfristig zu stabilisieren, ist man dazu übergegangen, häufig eine kleine Gefäßstütze einzubringen. Dabei verwendet der Operateur ein hauchdünnes Gitter, das sich an die Wandung des Gefäßes anschmiegt und die verengten Strukturen zurückhält. Das ist allerdings nicht das einzige Verfahren, um Gefäßverengungen zu beseitigen. Es kommen auch Laser, Absaugungen oder Spezialfräsen zum Einsatz, die zunehmend endoskopisch gesteuert werden. Bei der Ballonerweiterung spricht man auch von der PTCA: perkutane transluminale k(c)oronare Angioplastie.

Interventionelle Radiologie

Bei der interventionellen Radiologie ähneln die Methoden den Verfahren, die eben beschrieben wurden. Die Gefäße haben jedoch in der Regel einen größeren Durchmesser. Die in der Kardiologie beschriebenen Verfahren, die den Ballonkatheter einsetzen, werden auch in der Radiologie durchgeführt. Man wendet sie sowohl im Oberschenkel an, um Gefäßverengungen zu öffnen, als auch in den Armen und der Hauptschlagader. Implantationen von großen Y-Endoprothesen in der Hauptschlagader sind heute interventionell – also durch das Einbringen ins Gefäßsystem über die Leiste – möglich. Endoskopische Operationstechniken auch außerhalb der Gefäße unter Verwendung von intraluminalen (d. h. im Gefäß befindlichen) Instrumenten können realisiert werden.

Interventionelle Neuro-Radiologie und Tumortherapie

Die interventionelle Neuro-Radiologie setzt im Bereich der Halsschlagadern die gleichen gefäßerweiternden Methoden wie Kardiologie und Radiologie ein. Jedoch ist es diesem Fachgebiet möglich, mit extrem dünnen Kathetern bis in die kleinsten Gefäße des Gehirns vorzudringen. Mit dieser speziellen Operationstechnik können winzigste Gefäßeinrisse oder Aussackungen (Aneurysmen) verschlossen werden. Man erreicht dies durch das gezielte Einbringen von Mikrospiralen, den sogenannten Coils. Unter dem Einsatz der Spiralen bildet sich ein Blutklumpen in der Aussackung. Er verhindert, dass das Aneurysma bei erhöhtem Blutdruck reißt und eine lebensbedrohliche Situation entsteht. Durch diese Behandlung können auch Fehlanlagen von Gefäßen mit großen Gefäßknäueln oder anormalen Verbindungen zwischen Arterien und Venen (Fisteln) verschlossen werden. Dies gilt ebenfalls für Tumorgefäße. Als Verschlussmaterial können neben metallischen Spiralen auch andere Instrumente wie kleine Kunststoffballons verwendet werden.

In der allgemeinen Tumortherapie werden bei bösartigen Wucherungen im Gehirn die Methoden des Gefäßverschlusses angewandt, wenn es sich um stark durchflutetes Gewebe handelt. Tumorgewebe können aber auch durch eine sogenannte Chemo-Perfusion mit abtötenden Medikamenten durchspült werden. Eine Sonderform der interventionellen Therapie ist das Einbringen von Mikroprothesen oder Drainagen. Man öffnet mit diesem Eingriff Gallen- oder Nierenwege, die durch einen Tumor zusammengedrückt werden. Auch thrombotische Partikel, die sich bei einer Thrombose im Unterschenkel lösen könnten, werden durch kleine Schirmchen in der Lungenhauptvene abgefangen. Sollten sich Materialien im Gefäßsystem lösen, so ist mit Hilfe winziger interventioneller Schlingen- oder Zangensysteme ein Entfernen der Fremdkörper in der Regel auch ohne Operation möglich.

Die Telemedizin

Die wesentlichen Vorteile der neuen telemedizinischen Möglichkeiten sind:

– *Medizinische Online-Dienste*: Online-Dienste bieten per Internet Informationen für die Fort-, Aus- und Weiterbildung oder zum Nachschlagen an. Fachwissen wird für Mediziner, Laien, Industrie, Forschungs- und Entwicklungszentren vorgehalten. Anders als beim Lernen mit Büchern können Fragen an Experten gestellt werden, die unmittelbar beantwortet werden.

– *Patienteninfotheken*: In vielen Gesellschaften der Welt ist das Wissen über den menschlichen Körper, seine Funktionsweise sowie die Organe äußerst gering. Kenntnisse über Krankheiten und deren Heilungsmöglichkeiten sind so gut wie nicht vorhanden. Auch spezifisches Wissen über das eigene Gesundheitssystem und seine Institutionen wie Krankenkassen, Ärzteverbände, Patientenvertretungen oder Verbrauchereinrichtungen ist wenig ausgeprägt. Interaktive Online-Patienteninfotheken könnten Abhilfe schaffen, indem sie einfache und verständliche Antworten geben, gerade auch für Notfallsituationen.

– *Optimierung von Krankenhausbelegung und Rettungseinsätzen*: Die Vernetzung von medizinischen Praxen und Krankenhäusern wird dazu beitragen, Wege für den Patienten zu verkürzen und Mehrfachuntersuchungen zu vermeiden. Bei Notfalleinsätzen können Erste-Hilfe-Ambulanzen regional gemeinsam genutzt werden. Das spart Zeit und Kosten. Die regionale Bettenbelegung könnte über eine telematische Zentralstelle koordiniert und verbessert werden.

– *Telecare (Teleambulanz)*: Der Datentransfer für Diagnose und Therapie ermöglicht die Durchführung von Teleambulanzen, also Sprechstunden über Videokonferenz. So können zeitraubende Wege in die Arztpraxis gespart werden. Der Patient wird sich über das Bildtelefon mit dem Arzt austauschen können und zu Hause bleiben. Das bringt bei Notfällen, behinderten oder alten Menschen große Vorteile. In entlegenen skandinavischen und kanadischen Gebieten wird das Bildtelefon längst erfolgreich eingesetzt. Radiologische Notfallaufnahmen könnten irgendwo auf der Welt angefertigt und durch die Kommunikationstechnik sofort an einen geographisch weit entfernten Ort versandt werden, wo man sie auswertet und befundet. Ein gut organisiertes Netz wäre auch für die medizinische Versorgung von Menschen mit Herzinfarktrisiken, Zuckerkranken, behinderten Patienten oder gefährdeten Personen in ihrem häuslichen Umfeld ein erheblicher Vorzug.

- *Telemetrie:* Telemetrie erlaubt die Fernüberwachung von Körpersignalen. So können Notfallpatienten von ihren medizinischen Betreuern zu Hause in ihren eigenen Betten überwacht werden. EKGs, die permanent zur Überwachung von Herzrhythmusstörungen angefertigt werden, sind so direkt über die Telefonleitung zu kontrollieren. Diese moderne Betreuungsform gestattet es, etwa Diabetes, Tumor- oder Schmerzkranke, aber auch Neugeborene, die vom plötzlichen Kindstod durch Atemstillstand bedroht sind, kontinuierlich und sicher zu überwachen.

- *Telediagnose und Teleoperation:* Bereits heute stellt es technisch keine Schwierigkeit mehr dar, Fernoperationen durchzuführen. Chirurgische Instrumente werden durch Roboter über Datenleitungen ferngesteuert. Ich weiß, dass viele Menschen bei dem Gedanken an eine solche Operationsform mehr als nur Skepsis erfasst. Diese Art von Operationen kommt aber nur für absolute Ausnahmesituationen in Frage. Liegt solch eine außergewöhnliche Situation vor, dann bieten die Roboter-Eingriffe eine positive Möglichkeit, um helfen zu können. Unter normalen Umständen sollten Ärzte jedoch direkt beim Patienten sein, um ihm auch durch menschliche Anteilnahme beistehen zu können. Bei schwierigen Operationen kann es notwendig werden, Experten zur Konsultation hinzuzuschalten. Der Operateur erhält durch die moderne Übertragungstechnik die Chance, dass ein Kollege den „second look" über die Schulter macht, was durchaus Sicherheit geben kann.

Literatur

Achieng J, Gesundheit: Umweltbedingte Krankheiten nehmen zu, Bonn 1998

Altner G, Die Überlebenskrise in der Gegenwart, Darmstadt1987

Anschütz F, Ärztliches Handeln, Darmstadt 1987

Auberger H, Biermann E, Praktische Schmerztherapie, Stuttgart 1988

Bank B, Heier M, Vom Patienten zum Kunden, Capital 1/2003

Bastian T, Umwelt und Gesundheit in Europa, Isny 1997

Bateson G, Geist und Natur. Eine notwendige Einheit, Frankfurt a. M. 1982

Bayern Innovativ, Presseerklärung 30.9.99, Ingolstadt 1999

Benner, KU, Gesundheit und Medizin heute, 1998

Berner R, U-Boot in der Blutbahn. In: High Tech:80–81 1991

Bettschart, R, Glaeske G, Kofler B, Saller R, Kursbuch Schmerz, Köln 1997

Bischko, J, Einführung in die Akupunktur, Heidelberg 1997

Buckingham RA, Buckingham RO, Robots in operating theatres. In: BMJ 311, London 1995

Buess G, Cuschieri A, Training in endoscopic surgery. In: Cuschieri A et al. (Hrsg.), Operative Manual of endoscopic surgery, Berlin 1992

Buess G, Endoskopie, Köln 1990

Capra F, Der kosmische Reigen, Bern 1980

Capra F, Wendezeit, Bern 1983

Colborn T et al., Die bedrohte Zukunft, München 1996

Das 21. Jahrhundert, GEO extra, Hamburg 1995

Der Chirurg, der niemals zittert. In: DIE ZEIT 20, 1999

Deutsches Institut für Wirtschaftsforschung, Wirtschaftliche Aspekte der Märkte für Gesundheitsleistungen, Berlin 2002

Dietel M et al., Harrisons Innere Medizin, Berlin 2003

Driessen O, Das Krankenhaus als Event inszenieren. In: brand eins 5/2002

Eckart WU, Geschichte der Medizin, Berlin 1998

Facing the challence of Healthcare Revolution, FORUM HEALTHCARE, Düsseldorf 2002

Froböse R, NANO, Technik am Schaltpult der Natur. In: High Tech 9, 1991

Gesundheitswesen, Chancen in Emerging Markets, Frankfurt a. M. 2002

GMM-Report, Gesellschaft für Mikroelektronik, Mikro- und Feinwerktechnik (GMM), VDE-VDI, Frankfurt a. M. 1997

Gibson W, Neuromancer, München 1987

Gibson W, Biochips, München 1988

Grifka J, Naturheilverfahren, München 1995

Grönemeyer D, Mikro-Therapie und High-Tech für eine sanfte und ökologische Medizin. Das Krankenhaus 6, Kulmbach 1997

Grönemeyer D, Humanität, Ökologie und Medizin, München 1998

Grönemeyer D, Chirurgie der Zukunft. In: Perspektiven 27, Witten 1991

Grönemeyer D, Med. in Deutschland. Standort mit Zukunft, Heidelberg 2000

Grönemeyer D, Med. in Deutschland. Standort mit Zukunft, 2. Auflage, Berlin 2001

Grönemeyer D, Die Mär von der Kostenexplosion. In: Tagesspiegel 27.12.02

Grönemeyer D, Gesundheitswirtschaft Med. in Germany, Positionspapier für Health Care NRW e.V. 2001, Berlin 2003 (in Druck)

Grönemeyer D, Bednarsky I (Hrsg.), Chancen, Risiken und Gefahren der Telemedizin. Leipziger Messe GmbH, Leipzig 1998

Grönemeyer D., Lufkin R., Open Field MRI, Heidelberg 1999

Grönemeyer D, Seibel R., Interventionelle Computertomographie, Wien 1989

Günther RW, Thelen M, Interventionelle Radiologie, Stuttgart 1988

Häussler S, Die Weiterbildung zum Arzt für Allgemeinmedizin, Stuttgart 1969

Hahnemann S, Organon der Heilkunst, Stuttgart 1982

Harlan V, Rappmann R, Schats P, Soziale Plastik. Materialien zu Joseph Beuys, Achberg 1976

Havemann R, Morgen. Die Industriegesellschaft am Scheideweg, München 1980

Heissler A, „Dennoch Landarzt". Verlag der ärztlichen Rundschau, München 1928

Huber E, Liebe statt Valium, München 1993

Feldenkrais M, Body and Mature Behavior, New York 1949

Freud S, Studienausgabe in 10 Bänden, Frankfurt a.M. 1982

Hahnemann S, Organon der Heilkunst, Stuttgart 1982

Head H, Die Sensibilitätsstörungen der Haut bei Viszeralerkrankungen, Berlin 1898

Heisenberg W, Das Naturbild der heutigen Physik, Reinbek 1955

Hess B, Ploog D, Neurowissenschaft und Ethik, Berlin 1988

Horkheimer M, Adorno TW, Dialektik der Aufklärung, Frankfurt a.M. 1969

Illich I, Die Nemesis der Medizin, Reinbek 1977

Jeschke HA, Laang JR, Rehabilitation im Umbruch, Kulmbach 1997

Jancovic D, Regionalblockaden, Berlin 1997

Kamberovic R, Hase T, Fitness & Profit, Hamburg 1994

Kambin P, Arthroscopic Microdiscectomy, Baltimore 1991

Kappauf H, Wunder sind möglich – Spontanheilung bei Krebs, Freiburg 2003

Katthagen B, Buckup K, Hauptsache Gesundheit, Darmstadt 1999

Köck C, Das Gesundheitssystem in der Krise: Herausforderung zum Wandel für System und Organisation. In: Wagner PH, Köck C (Hrsg.), Management in Gesundheitsorganisationen, Wien 1996

Köhler G, Lehrbuch der Homöopathie, Stuttgart 1999

Köhler M et al., Besser informiert durch Informationstechnologie Patienten-Informierungs-Systeme. In: Grönemeyer DHW, Bednarsky I (Hrsg.), Chancen, Risiken und Gefahren der Telemedizin. Leipziger Messe GmbH, Leipzig1998

König G, Wancura I, Neue Chinesische Akupunktur, Wien 1975

Körper-Bewegung-Gesundheit, GEO Wissen, Hamburg 1997

Kurzweil R, Homo s@piens. Leben im 21. Jahrhundert – Was bleibt vom Menschen, Köln 1999

Lieck E, Der Arzt und seine Sendung, München 1928

Lirici MM et al., Telerobotics in medicine and surgery. In: Min Invas Ther & Allied Technol 6, London 1997

Lossan N, Forscher entwickeln Roboter mit Rattenhirn. In: Die Welt online 24.06.1999

Meier K, Sanfte Chirurgie, Berlin 1994

Meissner-Pöting D, Anleitung zum Krankwerden oder ist Gesundheit heilbar? Treuchtlingen 1999

Melzack R. The Puzzle of the Pain, Stuttgart 1978

Melzer A et al., Robotics-Glossary. Endosc Surg & Allied Technol 1, London 1993

Meyer-Abich KM, Schefold B, Die Grenzen der Atomwirtschaft, München 1986

Milz H, Ganzheitliche Medizin, Königstein 1985

Minsky M, Matter, Mind and Models. In: Minsky M (Hrsg.), Semantic Information Processing. Cambridge 1986

Minsky M, Mentopolis, Stuttgart 1990

Mitscherlich A, Krankheit als Konflikt, Frankfurt a. M. 1966

Mitscherlich A, Mielke F, Medizin ohne Menschlichkeit, Frankfurt 1979

Moravec H, The future of robot and human intelligence. Mind Children, Cambridge 1988

Moravec H, Der Wettlauf zwischen menschlicher und künstlicher Intelligenz. Mind Children, Hamburg 1990

Müller JU, Telemedizinisches Netzwerk in der neurochirurgischen Versorgung in Mecklenburg-Vorpommern. In: Grönemeyer D, Bednarsky I (Hrsg.), Chancen, Risiken und Gefahren der Telemedizin. Leipziger Messe GmbH, Leipzig 1998

Müller-Wohlfahrt HW, So schützen Sie Ihre Gesundheit, München 2001

Neumann J von, The Computer and the Brain. New Haven, Conn 1958

Nefiodow LA., Der sechste Kondratieff. Wege zur Produktivität und Vollbeschäftigung im Zeitalter der Information, St. Augustin 1996

„Nomatec" – „Novel Marine Technologies, vgl. Nomatec. Internet

Ostroff J, Biochips. In: Venture, Feb.1983

Paracelsus T, Labyrinthus medicorum oder vom Irrgang der Ärzte, Leipzig 1925

Pillen-Kräuter-Therapien, GEO Wissen, Hamburg 1993

Porkert M, Die chinesische Medizin, Düsseldorf 1982

Rehabilitation Behinderter, Bundesgemeinschaft für Rehabilitation (Hrsg.), Köln 1984

Ritchie D, Gehirn und Computer. Die Evolution einer neuen Intelligenz, Stuttgart 1984

Roland Berger und Partner GmbH, Telematik im Gesundheitswesen – Perspektiven der Telemedizin in Deutschland (Im Auftrag für das Bundesministerium für Bildung, Wissenschaft, Forschung und Technologie in Zusammenarbeit mit dem Bundesministerium für Gesundheit), München 1997

Satir V, Selbstwert und Kommunikation: Familientherapie für Berater und zur Selbsthilfe, München 1975

Schmidt B, Grönemeyer D, Chances and risks in telemedicine. High Care '97, Bochum 1997

Schurr MO et al. (1998) Robotics and allied technologies in endoscopic surgery. In: Szabo Z et al. (eds.), Surgical Technology International VII. Universal Medical Press, San Francisco, 83–88

Sembritzki J, German Patient Cards – From administrative to medical data – Harmonization and Standards. In: Broek L van den, Sikkel AJ (eds.), Health Cards '97, Amsterdam 1997

Siebert E, Wirth CJ, Laser in der Orthopädie, Stuttgart 1991

Simonton K u. S, Wieder gesund werden, Reinbek 1982

Sommer C, Viertelgötter in Weiß. In: brand eins 5/2002

Sonntag S, Krankheit als Metapher, München 1978

Statistisches Bundesamt: Gesundheitswesen, Ausgaben für Gesundheit, Wiesbaden, http://www.statistik-bund.de

Sterling B, Gibson W, Dogfight, Omni Publication 1982

Sturm E, Renaissance des Hausarztes, Berlin 1983

Technologie-Handbuch Nordrhein-Westfalen, Düsseldorf 1993

The Academy of Traditional Chinese Medicine. An Outline of Chinese Acupuncture, Peking 1975

Trilling R, Meinung von morgen. Marvin Minsky philosophiert über Mensch und Maschine. In: Übermorgen 1991

Tolstoi L, Krieg und Frieden. Voyna i Mir (1865-69)

Uexküll T von, Wesiack W, Realität – soziale Wirklichkeit – und der diagnostisch-therapeutische Zirkel. In: Uexküll T van (Hrsg.), Lehrbuch der Psychosomatischen Medizin, München 1979

Untch M et al. (Hrsg.), Diagnostik und Therapie des Mammakarzinoms – State of the Art, München 1998

Vester F, Unsere Welt – ein vernetztes System. Stuttgart 1978

Vester F, Phänomen Stress, Stuttgart 1976

Vester F, Henschel G, Krebs – fehlgesteuertes Leben, München1973

Watzlawick P, Anleitung zum Unglücklichsein, München 1983

Weizsäcker CF von, Wahrnehmung der Neuzeit, München 1983

Weizsäcker R von, Die politische Kraft der Kultur, Reinbek 1987

Weizsäcker V von, Grundfragen medizinischer Anthropologie, Tübingen 1948

Weizsäcker V von, Diesseits und jenseits der Medizin, Stuttgart 1950

Weizsäcker V von, Der kranke Mensch, eine Einführung in die Medizinische Anthropologie. Stuttgart 1951

Weizenbaum J, Die Macht der Computer und die Ohnmacht der Vernunft, Frankfurt 1982

Weller HN, Hochschulen und Industrie in den USA – Lehren aus Silicon Valey, Potsdam 1998

WHO – Weltgesundheitsorganisation Gründungserklärung, New York 1946

Wiener N, Mensch und Menschmaschine. Kybernetik und Gesellschaft, Frankfurt a. M. 1972

Zens M, Haben Politiker Schmerzen? Berlin/Heidelberg 2003

Dank

Ganz herzlichen Dank an alle, die mich bei der Entstehung dieses Buches so geduldig begleitet haben: zu allererst an meine liebe Frau und die Kinder, die mich trotz meiner gegenteiligen Beschwörungen während dieses Buchprojektes wieder einmal viel zu wenig gesehen haben – genauso wenig wie mein Vater, meine Mutter sowie Herbert und seine Kinder. Dabei lieben wir doch alle unsere Zusammenkünfte und das Familienleben! Auch meinen Freunden, sonstigen Familienmitgliedern sowie Kollegen, Mitarbeiterinnen und Mitarbeitern gilt mein Dank für ihr Verständnis dafür, dass sie mich relativ selten für längere Zeit und intensiv in ihrer Nähe erlebt haben.

Für die unermüdliche und tägliche Unterstützung bei den Recherchen und Manuskriptüberarbeitungen danke ich Frau Giesela Heßler. Als meine persönliche Referentin hatte sie einen Mammutjob zu erledigen. Und mit einem so ungeduldigen Zeitgenossen, wie ich es bin, zusammenarbeiten – keine leichte Aufgabe! Die Arbeit am Text des Buches mit ihr hat mir außerordentlich viel Freude gemacht. Vor allen Dingen die engagierten täglichen Diskussionen um das Ergänzen und Streichen einzelner Passagen oder ganzer Kapitel – ein ständiges Erweitern und komplettes Umarbeiten werden mir in Erinnerung bleiben. Dank auch an Frau Kraney, die häufig morgens als Allererstes die während der Nacht oder am Wochenende ganz schnell diktierten Bänder niederschreiben musste.

Meinem Freund Professor Günther Rager sei ganz herzlich für seine kritische Würdigung der letzten Fassungen gedankt! Als Journalistikprofessor ist sein Auge wirklich geschult – sowohl für Ungereimtheiten wie auch für stringente Argumentationsketten. Aber auch die kritischen Blicke meiner Frau, meiner Kinder sowie der Rechtsanwältin Kerstin Meyer haben zum Gelingen dieses Buches beigetragen.

Zuletzt geht mein Dank an den Verlag, der mir wirklich ungeahnte

Unterstützung hat zukommen lassen. Besonders in der Person von Dr. Karin Walter habe ich eine profunde inhaltliche Begleitung erfahren. Die Gespräche mit ihr, die Anregungen und das konstruktive Lektorat bleiben mir unvergesslich. Dankeschön!

Das Geheimnis starker Persönlichkeiten

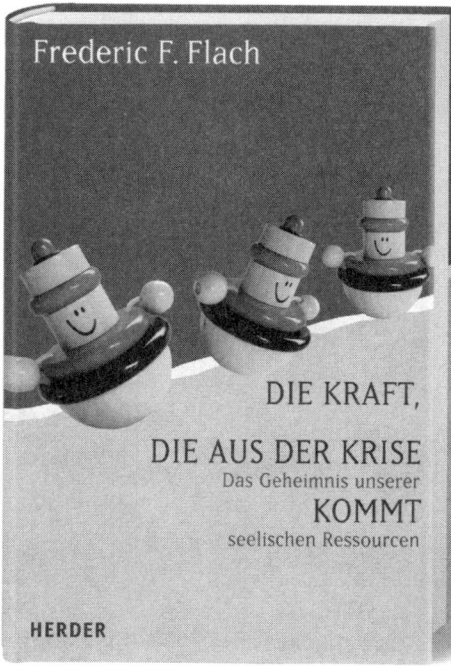

Frederic F. Flach
Die Kraft, die aus der Krise kommt
Das Geheimnis unserer
seelischen Ressourcen
240 Seiten, gebunden
mit Schutzumschlag
ISBN 3-451-28064-7

Es gibt Menschen, die durchlaufen tiefe persönliche und äußere Krisen - und man sieht es ihnen nicht an. Was ist das Geheimnis ihrer Stärke? Der Psychotherapeut weiß: wir können unsere Psyche und das biologische System unseres Körpers nutzen, um es zu stärken. Die Konzepte für diese Kraft kommen aus der Traumaforschung: Von Menschen, die Schlimmes erlebt haben und daran nicht zerbrochen sind. Flach verbindet naturwissenschaftliche und psychologische Erkenntnisse. Zahlreiche Beispiele von Menschen, die krisenhafte Situationen bewältigt haben, zeigen, worauf es ankommt.

HERDER

Ist Krebs heilbar?

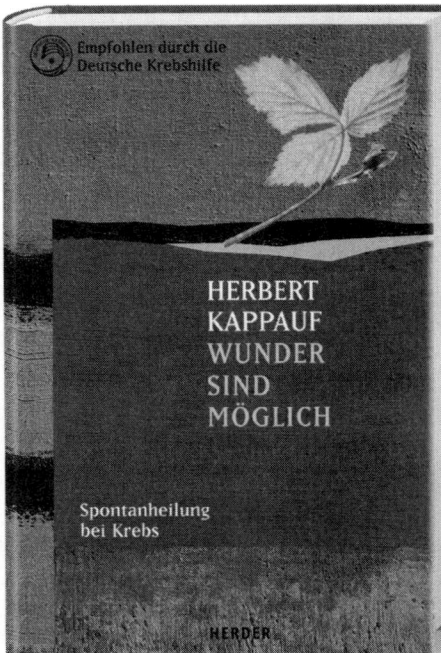

Herbert Kappauf

Wunder sind möglich

Spontanheilung

bei Krebs

Empfohlen durch die

Deutsche Krebshilfe

192 Seiten, gebunden

mit Schutzumschlag

ISBN 3-451-28108-2

Heilung – die größte Sehnsucht von Menschen, die Krebs haben. Die therapeutischen Möglichkeiten der modernen Medizin sind erfolgreicher geworden. Doch die Hoffnung richtet sich auch darauf, dass der Krebs einfach „spontan" verschwindet. Das Thema ist heiß diskutiert: Kranke schöpfen neue Hoffnungen. Alternativmediziner schwören auf ihre eigene Methode. Skeptiker halten alles für Fehldiagnosen. Gegner sprechen von Esoterik. Andere von Wundern. Der renommierte Krebsspezialist Herbert Kappauf bestätigt: Es gibt die Spontanremission wirklich. Hier legt er das Ergebnis seiner langjährigen Recherchen vor.

HERDER